みるみる筋力アップ
高血圧・高血糖・認知症を予防！

鎌田式
たった10秒
スロー筋活

鎌田實

KADOKAWA

はじめに

「運動をしなければ」と、体を動かす必要性を感じている人は多いでしょう。いつまでも自分の足で歩いて、旅行やコンサートに行ったり、おいしいものを食べ歩いたりするためには、健康で、なおかつ脚力が必要だからです。しかし、なかなか筋活習慣が身につかないという人も少なくありません。

一方で、最近になって、筋肉を鍛えるには、筋肉をゆっくり伸ばしながら力をこめる「伸張性筋収縮」運動のほうが、筋肉が縮むように力を入れる「短縮性筋収縮」運動よりも筋トレの効果が現れやすいという研究結果が、さまざまな研究機関から報告されるようになりました。

これらの報告によると、伸張性筋収縮の筋トレを1日たった3秒間、週5日間、

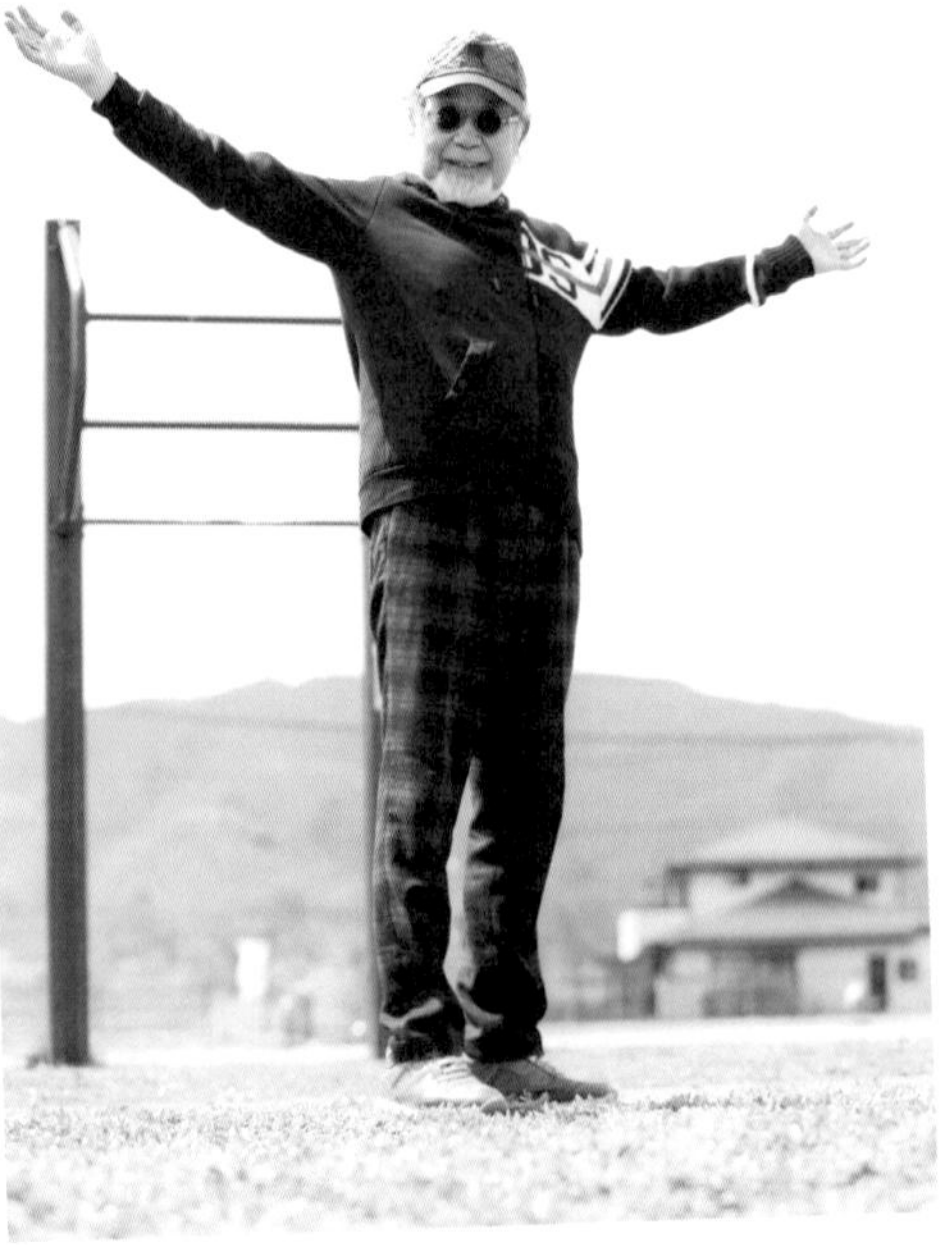

４週間行った結果、筋力が平均して11・５％も増えたというのです。筋肉は30代以降になると年に約１％ずつ減少していくとされています。つまり、伸張性筋収縮の筋トレを４週間続けて、約10年分以上も筋肉が若返ったことになります。

そこで、本書では主に「伸張性筋収縮運動８秒＋短縮性筋収縮運動２秒」の１回10秒で行える筋トレ「鎌田式10秒スロー筋活」を組み立ててみました。体を動かすと、マイオカインという夢の万能ホルモンやドーパミンという幸福感ややる気を得られる快感ホルモンが分泌されます。トレーニングの時間を若干延ばすことで、マイオカインの分泌を促して、誰もがやる気を持って続けられるようにと考えました。

また、１回10秒の筋トレなら、日常生活のスキマ時間にも行えます。やればやるほど、ラクにトレーニングが続けられるようになるはずです。そして、続けるうちに、健康診断などの数値が改善し、疲れにくい体になっていることに気づくでしょう。「10秒スロー筋活」を習慣にして、90歳、１００歳になっても、自分の足で歩き続けてください。

２０２４年７月吉日　鎌田 實

これまでの筋トレの常識をくつがえす「伸張性筋収縮」って何!?

筋肉を鍛えるには、筋肉が縮むように力を入れる「短縮性筋収縮」運動より、力を入れた筋肉をゆっくりと伸ばしていく「伸張性筋収縮」運動のほうが、筋トレの効果が現れやすいという研究結果が、最近になって、さまざまな研究機関から報告されるようになりました。そこで、本書では、この伸張性筋収縮を中心にした筋トレを提案しています。

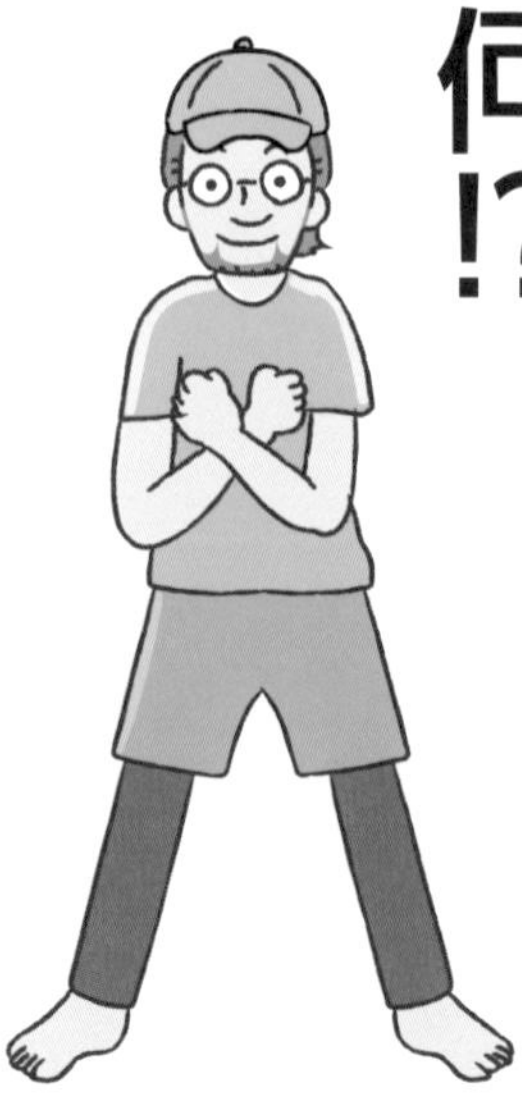

■「伸張性」「短縮性」「等尺性」という3つの筋肉の動きを知る

持ち上げたダンベルをゆっくり下ろしていくとき、上腕二頭筋は、力を発揮しながら伸張しています。これを「伸張性筋収縮（エキセントリック）運動」といいます。

一方、ひじを曲げてダンベルを持ち上げるとき、上腕二頭筋は、力を発揮しなが

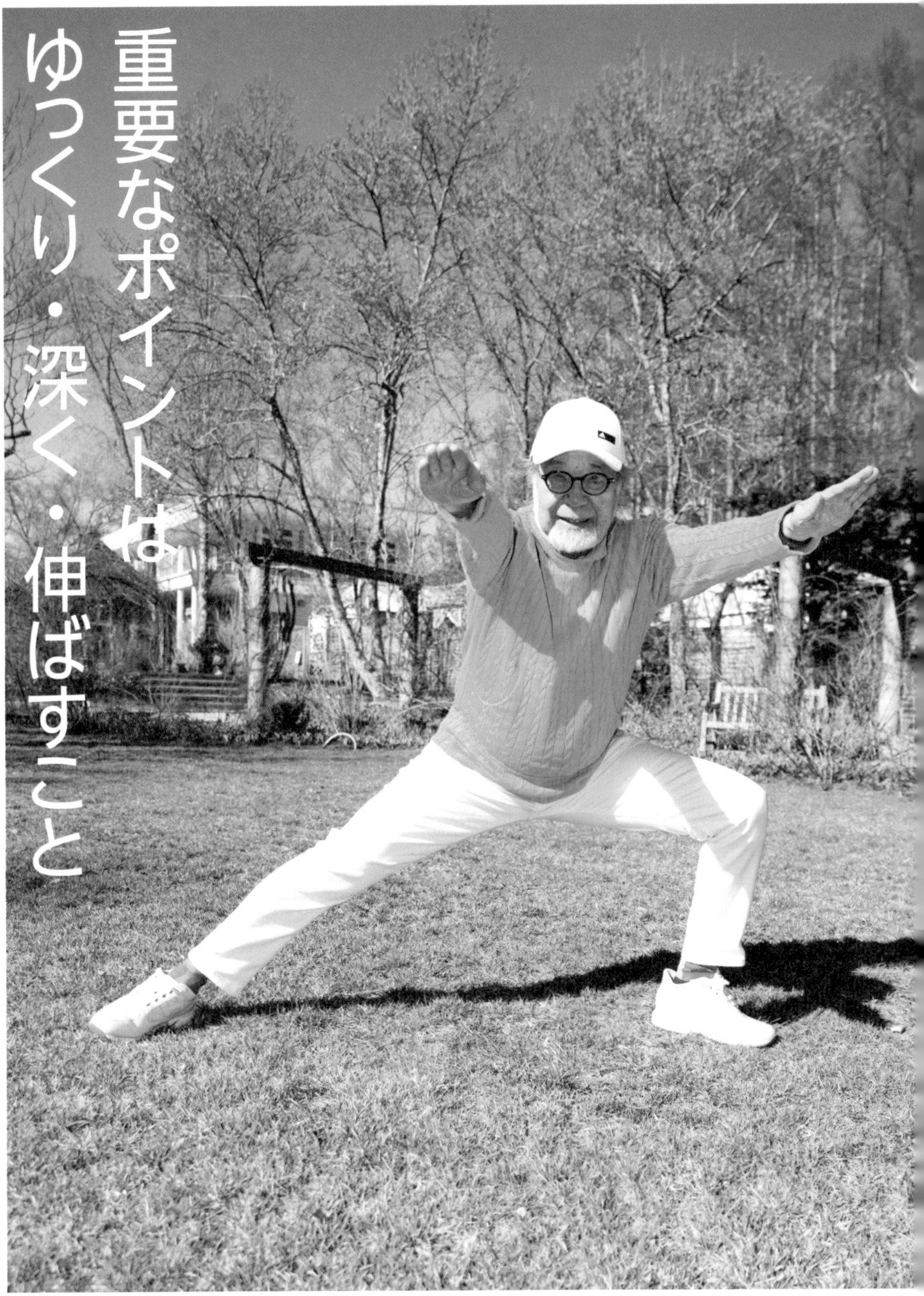

重要なポイントは ゆっくり・深く・伸ばすこと

ら収縮しています。これを「短縮性筋収縮（コンセントリック）運動」といいます。筋トレというと、この短縮性の動きをイメージする人は多いでしょう。

ちなみに、持ち上げたダンベルを、動かさずにその高さでキープするときも、筋肉の力が必要です。これを、「等尺性筋収縮（アイソメトリック）運動」といいます。

■3つの筋収縮を活用した筋トレの効果を比較

僕は現在、佐賀県のFMラジオ局「えびすFM」で、「鎌田實　しあわせの処方箋」という健康をテーマにしたレギュラー番組を持っています。そこで、ラジオ番組のゲストに伸張性筋収縮の筋トレ効果についての研究発表を行っている西九州大学の中村雅俊准教授を招いて、お話を伺いました。その後も中村先生を鎌田塾にお招きし、生徒たちに伸張性筋収縮運動の有効性を説明していただいています。

■伸張性筋収縮では、筋力が11・5%も増えた

中村先生が行った研究では、運動をしていない男女の学生たちに、1日3秒間の筋トレを週5日間、4週間続けてもらいました。

筋収縮の種類

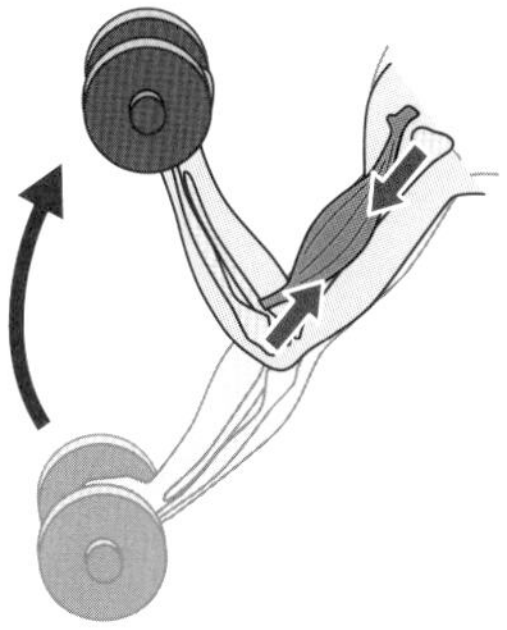

短縮性筋収縮
筋肉が縮んでいる

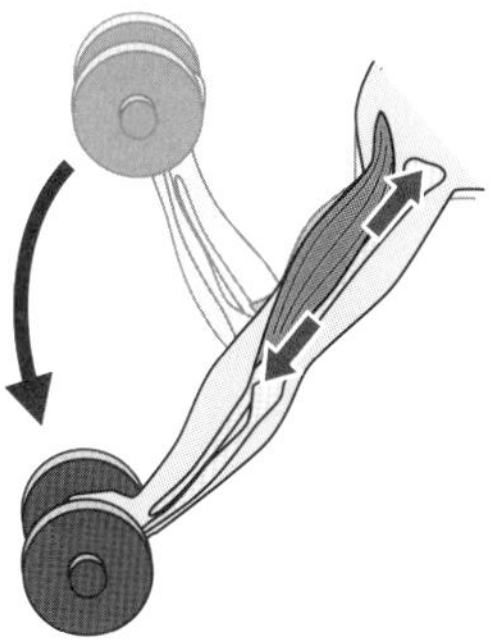

伸張性筋収縮
筋肉が伸びている

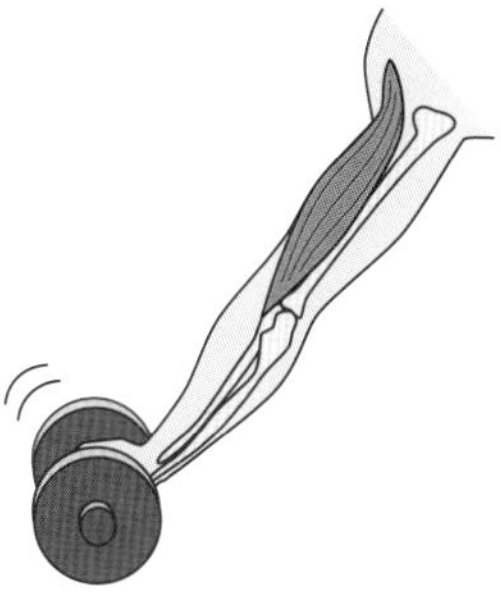

等尺性筋収縮
筋肉の長さを変えない

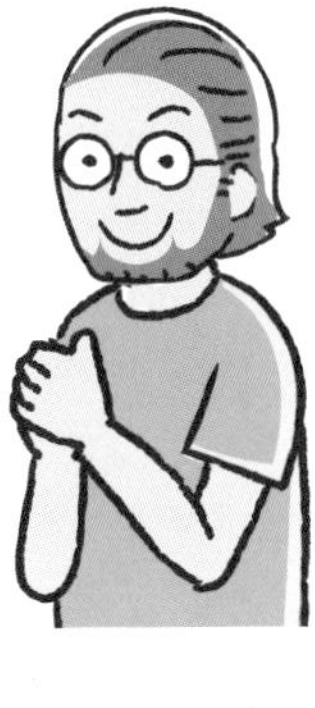

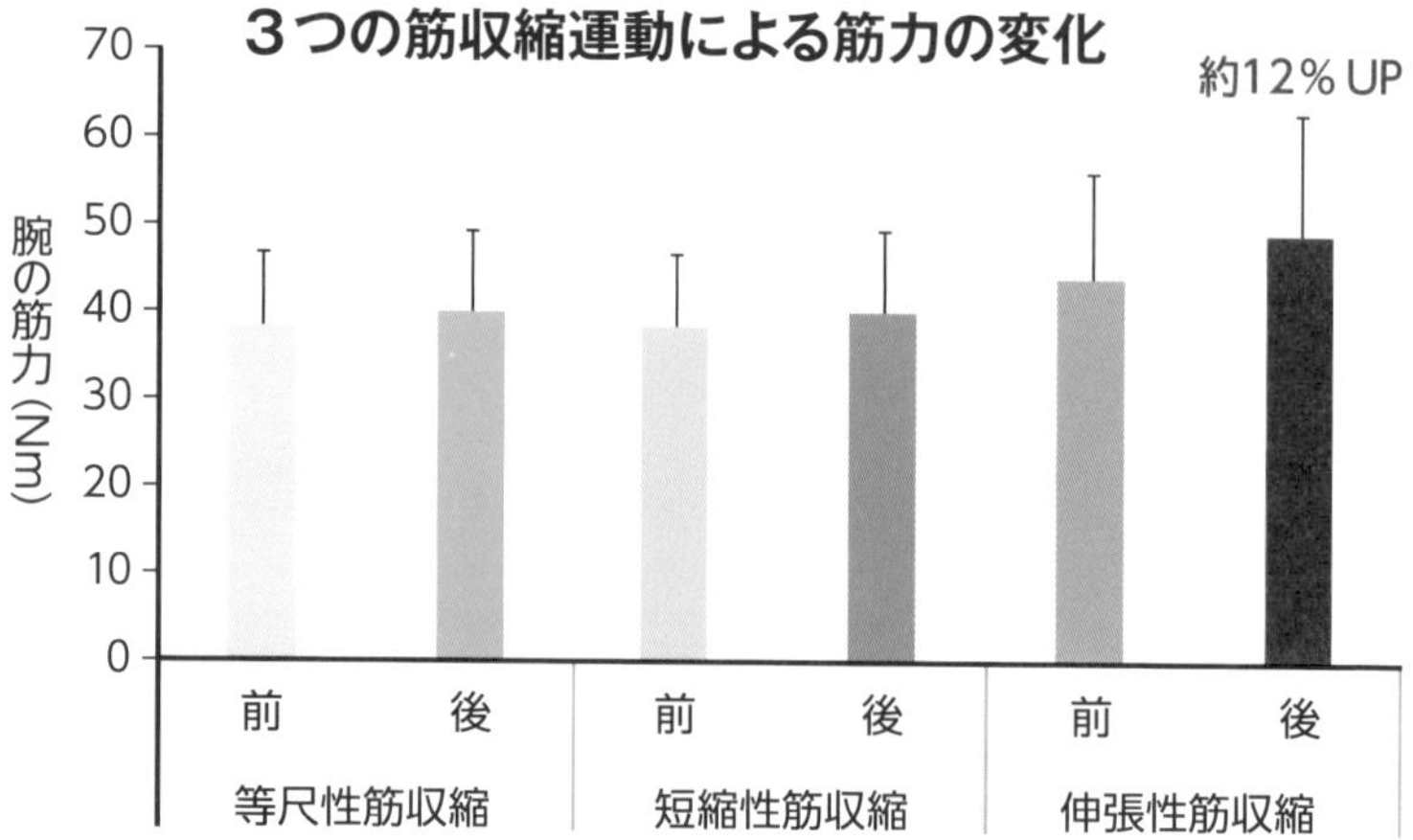

Sato S, Yoshida R, Murakoshi F, Sasaki Y, Yahata K, Nosaka K, and Nakamura M. Effect of daily 3-s maximum voluntary isometric, concentric or eccentric contraction on elbow flexor strength. Scand J Med Sci Sports. [in press]

1つのグループには、ダンベルを持ってひじを曲げる「短縮性筋収縮運動」を行ってもらいました。これは、力こぶをつくる際と同じような動作です。別の2つのグループには、ダンベルを持ってひじを伸ばす「伸張性筋収縮運動」、ひじを伸ばした状態を維持する「等尺性筋収縮運動」（ダンベルを持った腕を伸ばしたり屈曲したりしない運動）をそれぞれ行ってもらいました。

すると、ひじを伸ばす「伸張性筋収縮運動」を行ったグループにもっとも筋トレ効果が現れ、筋力が平均して11・5%も増えたというのです。「短縮性筋収縮運動」を行ったグループと、「等尺性筋収縮運動」を行ったグループでは、筋トレの効果は限定的でした（上の図参照）。

1日1回3秒でいい、ズボラの人でもできるお手軽筋トレ

私がこの研究結果の中でもっとも注目したのが、「１日たった１回、わずか３秒の筋トレでいい」ということです。これなら、誰もが習慣にできるでしょう。ただし、この研究は、若い大学生を対象にした研究結果です。新陳代謝が遅い高齢者は、筋肉への刺激を確実にするために、１日１回といわず何回か、３秒といわず、５秒とか10秒とか少しだけ長めに筋肉を動かしたほうが、効果を得られやすいでしょう。

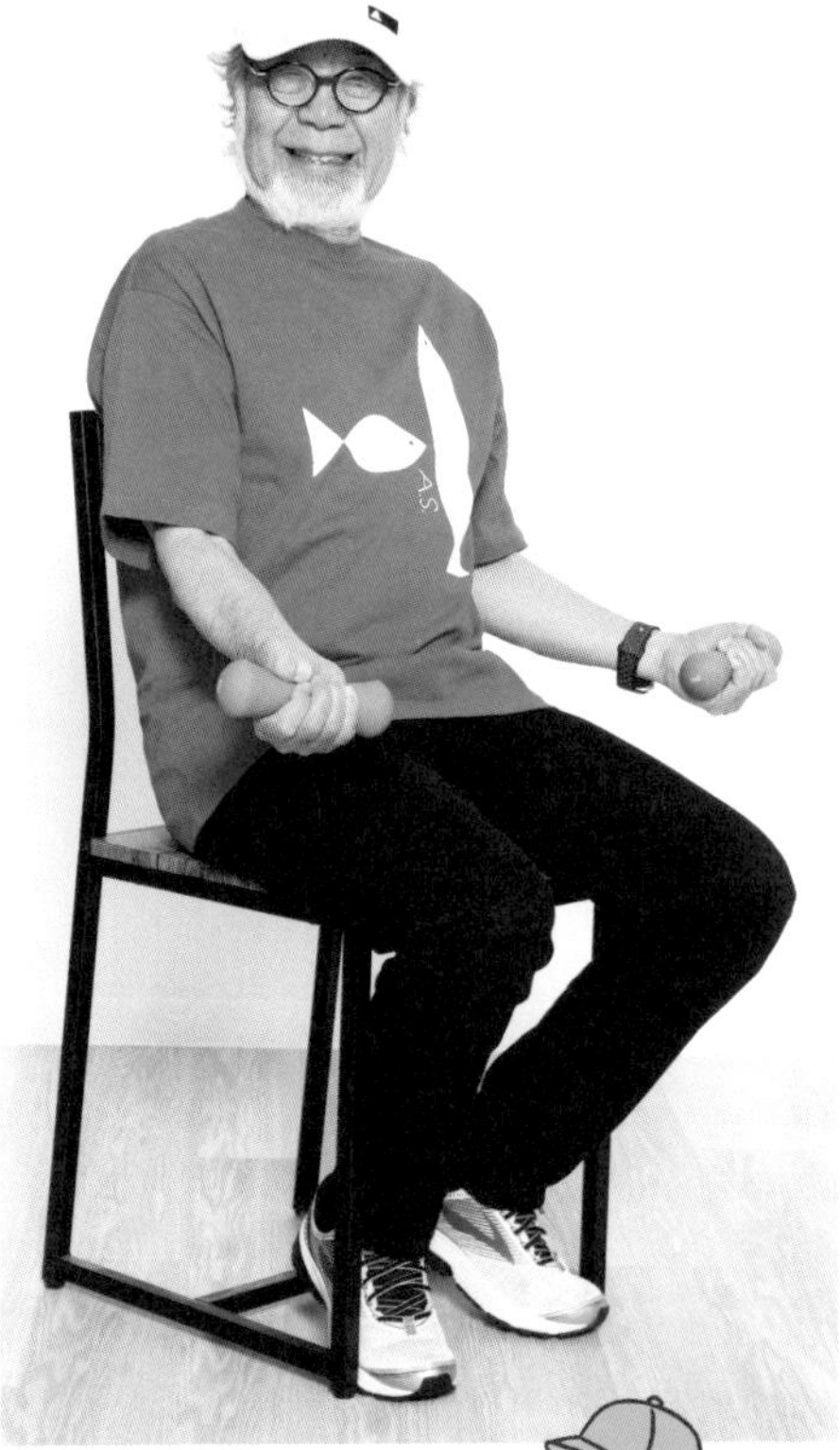

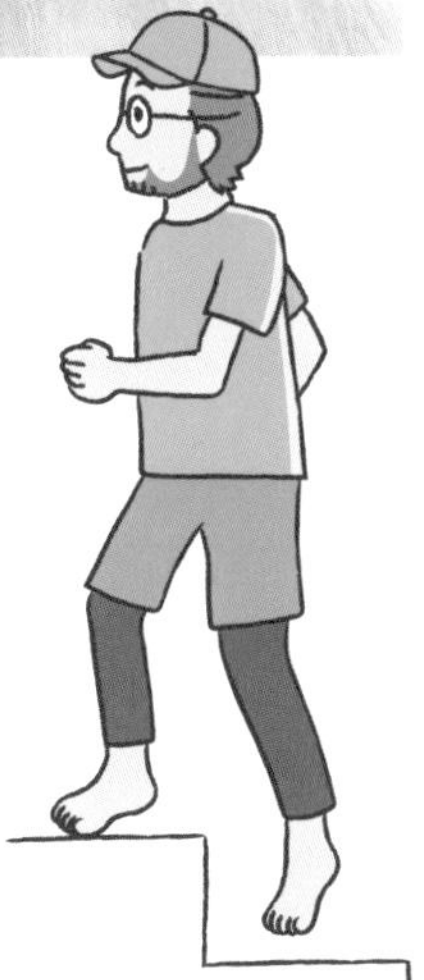

本書では「ながら運動」をピックアップ

この本では、伸張性筋収縮になる運動を中心に、思いついたときにいつでもできるお手軽筋トレを紹介しています。

全く運動習慣のない人にもできるレベルのものから、それではもの足りない、ちょっとキツいトレーニングもやってみたいという、やや上級者向けのものまで、さまざまな筋トレがありますが、テレビを見ながらでも、トイレに入ったときでも、何かのついでにできる「ながら運動」ばかりです。

力を入れた筋肉をゆっくり伸ばすのがポイント

伸張性筋収縮の運動のポイントは、「力を入れた筋肉をゆっくりと伸ばす」ことです。毎日、ちょこっとずつ筋トレすれば、いつもの運動よりも効果を実感できるでしょう。

自分のペースで行い、できる範囲で徐々に時間や回数を増やして、筋力の低下を防いでください。

「伸張性筋収縮」運動の7か条

1 力を入れている筋肉を伸ばす

2 ゆっくりと深く筋肉を伸ばす

・原則として、伸ばすのに8秒、戻すのに2秒が目安

・伸ばす動作を3秒、5秒、8秒と徐々に延長していくといい

・運動は、慣れるにつれて、徐々に大きく深く行うようにする

3 息を止めずに行う

4 ラクにできるようになったら、
回数や1日のセット数を徐々に増やしていく

(例：3回できるようになったら5回に増やす、
1日3セットがラクになったら5セットに増やす、など)

5 同じ筋肉へのトレーニングを続けない。
ローテーションを組んで行う

6 週に1日は筋トレを休む

7 痛みは我慢せず、無理をしない

高血圧・高血糖・認知症・がんを予防!
筋トレで分泌される「マイオカイン」の効果

筋肉を鍛えると、夢の万能ホルモン「マイオカイン」が分泌される

近年、運動をすると、筋肉からマイオカインという物質が出て、全身の臓器に影響を与えることがわかってきました。マイオカインとは、デンマークの運動免疫学者ペダーセン博士らが定義したもので、myocyte（筋肉）とcytokine（生理活性物質）を組み合わせた造語で、約６５０種類が見つかっています。

大腸がんの予防に効果があることがわかってきた

マイオカインの効果でもっとも知られているのが、大腸がんの予防効果です。運動することで筋肉から分泌されたマイオカインは、大腸がんになりかかっている前がん細胞に作用し、アポトーシス（細胞の自死）に導く、ということがわかってきました。

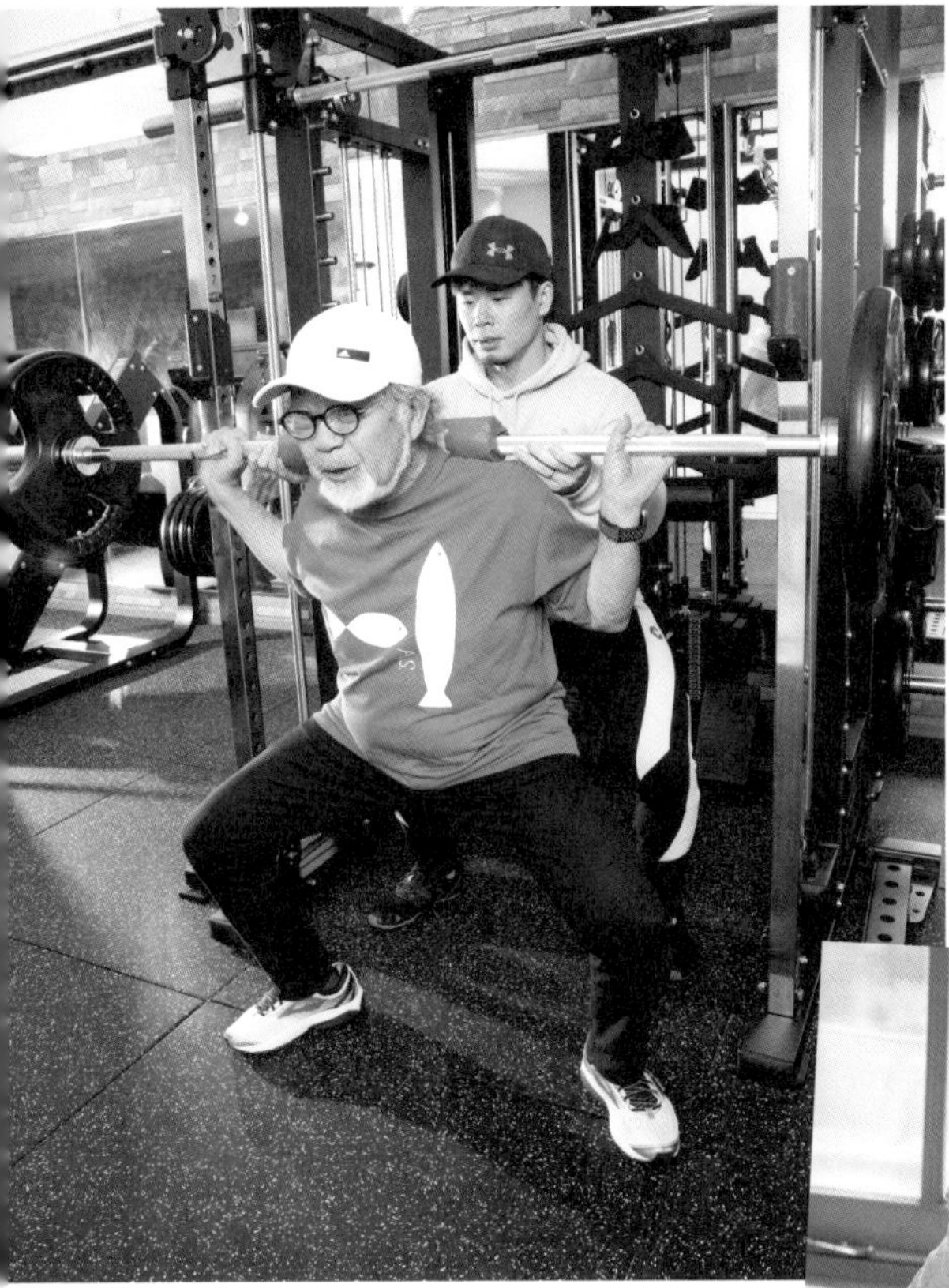

時間があるときは、なるべくジムに行ってトレーニングしています。ウエイトリフティングは、普段は65kg（写真では40kg）を上げています。一緒に写真に写っているのが、今回、筋トレメニューの考案・撮影にご協力いただいた、パーソナルジム「GOLDEN ERA」代表でトレーナーの長谷川観《みかた》さん。

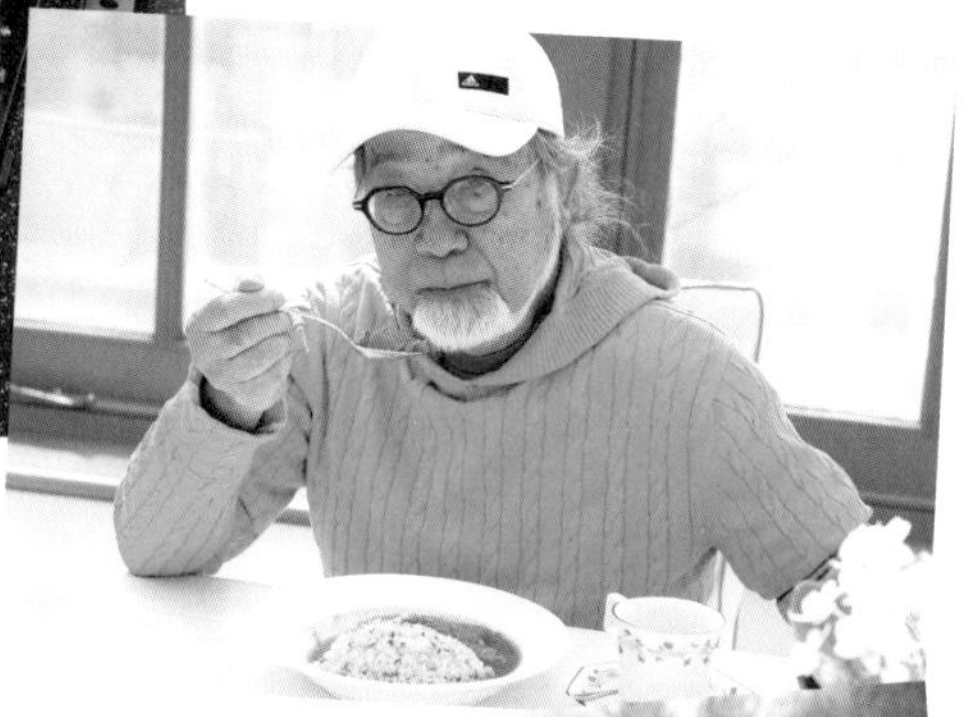

撮影にご協力いただいた「蓼科高原バラクラ イングリッシュガーデン」は、日本における英国庭園のパイオニアといわれる人気の観光地です。季節の花々を楽しみながらベンチでゆっくり本を読んだり、名物のシチューライスやアップルパイを堪能したり……。のんびりと休日を過ごしたいときなどによく訪れます。

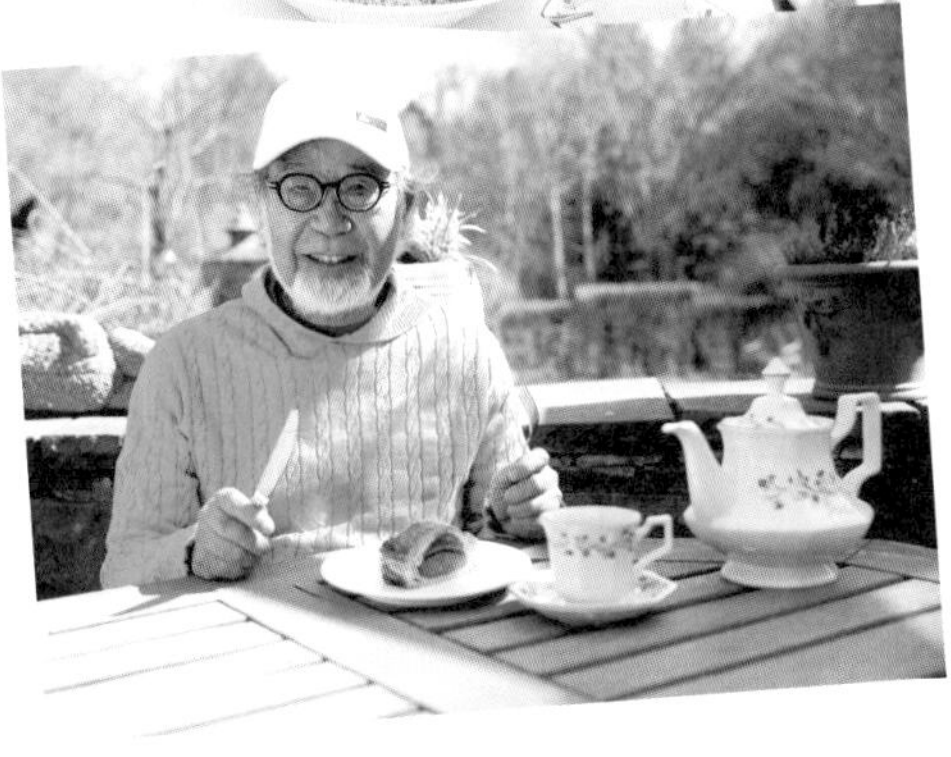

大腸がんと診断された人の数（２０１９年）は、男性約８万８０００人、女性約６万８０００人。死亡した人（２０２０年）は約５万２０００人です。運動習慣を身につけると、大腸がんを防げる可能性があることをぜひ覚えておいてください。

■血圧・血糖値を下げ、脂肪が燃焼しやすい体をつくる効果も

マイオカインの中には、血管を拡張して血管をしなやかにするＮＯ（一酸化窒素）の量を増やすものがあります。ほかにも、血糖値を下げる作用や、骨をつくる作用、脂肪細胞を「ため込みやすい」性質から「燃焼しやすい」性質に変化させる働きもあるとされています。このようにマイオカインには、数多くの効果があることが次々とわかってきました。このことからマイオカインは、「夢の万能ホルモン」「若返りホルモン」と呼ばれています。

■認知機能やひらめきの向上にも影響

脳の働きに作用するマイオカインもあります。マイオカインの一種、ＢＤＮＦ（脳由来神経栄養因子）は、脳の神経伝達を早くする働きがあり、ＢＤＮＦが増えると

学習能力や記憶力、集中力が向上するといわれています。

勉強の前にスクワットをした人は、しなかった人に比べて50％も成績が上昇したという研究がありますが、これも運動によってBDNFが増えたためと考えられます。スタンフォード大学の研究によると、じっと座っているときに比べて、歩いているときは創造性が60％増した、といいます。

考えごとをするときは、散歩をしたり筋トレをしたりして、マイオカインのBDNFを増やす工夫をするのもいいかもしれません。

伸張性筋収縮運動で、マイオカインを効率的に増やす

では、マイオカインを増やすにはどうしたらいいでしょう。マイオカインは筋肉から分泌されるので、まずは筋肉そのものを増やすことが大切です。

近年の研究では、伸張性筋収縮運動が効率的に筋肉を増やすことがわかってきました。本書で紹介する筋トレには、マイオカインを増やして、体によいさまざまな効果の恩恵を受けることも狙いとしています。

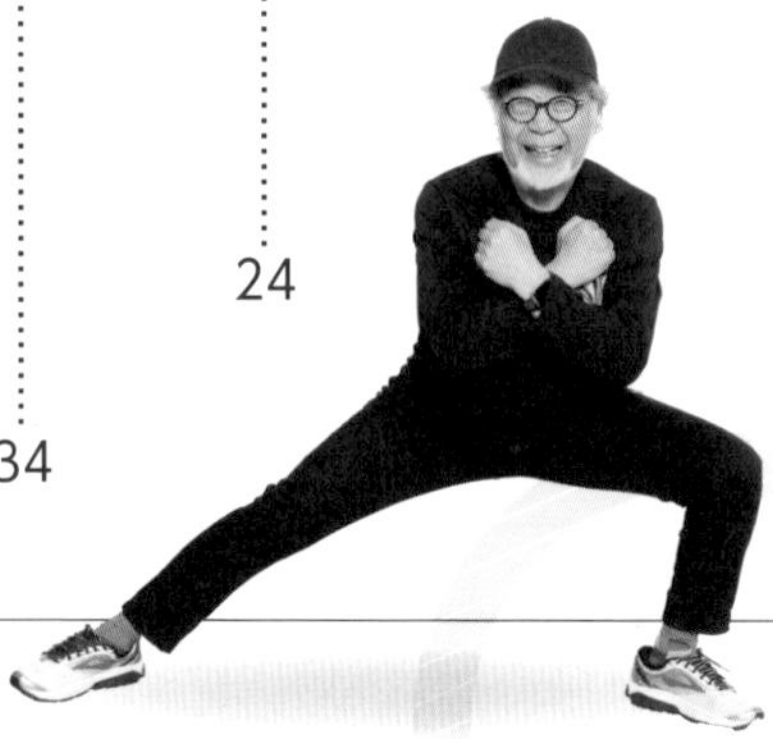

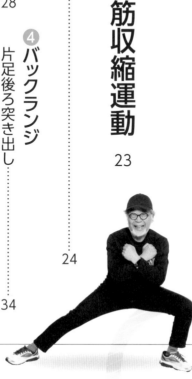

第2章 体幹を鍛える伸張性筋収縮運動　49

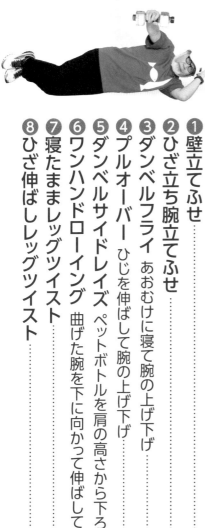

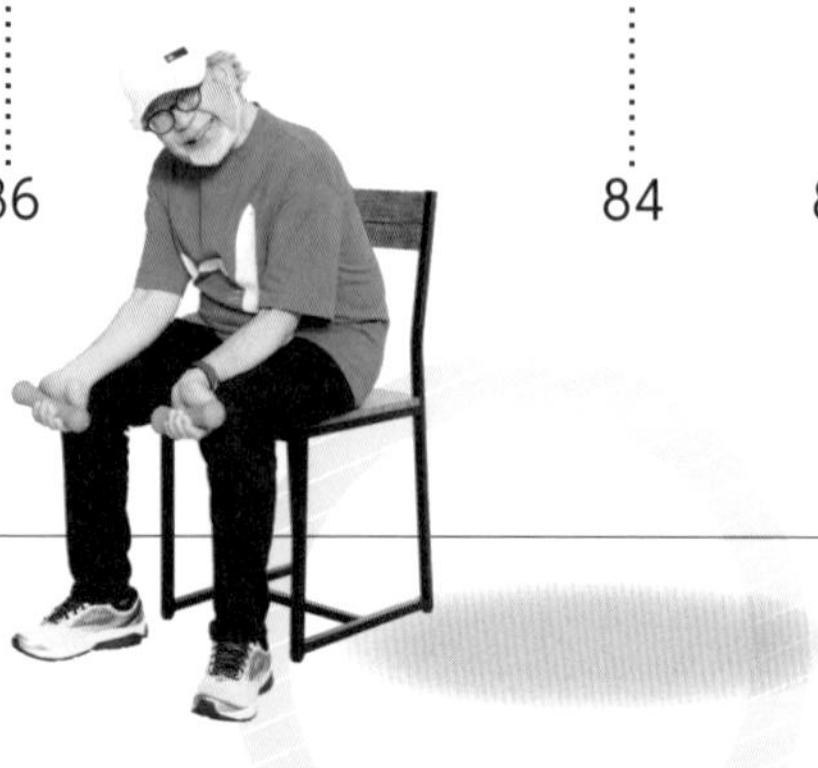

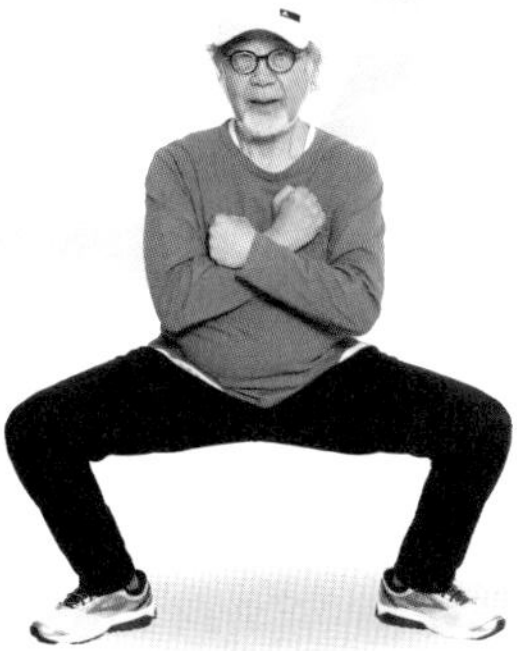

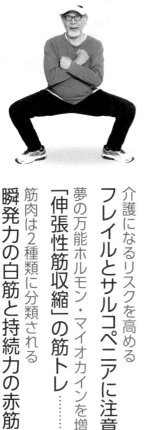

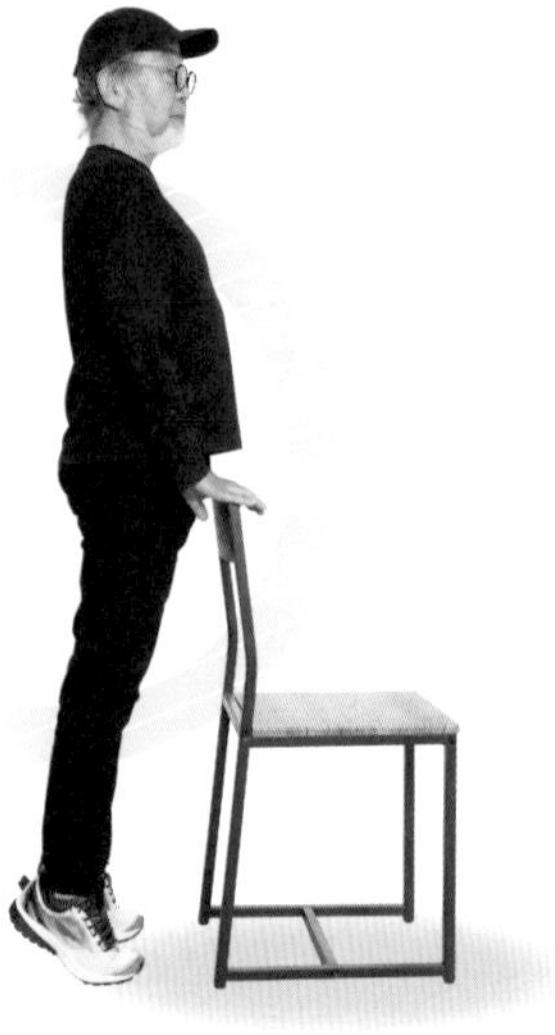

●スタッフ一覧
筋トレ案協力　長谷川観（GOLDEN ERA）
装　幀　青山風音（株式会社tobufune）
本文デザイン　喜安理絵
イラスト　ふじいまさこ（筋トレ）
前田達彦（筋肉図解）
撮　影　岡村康（岡村康写真事務所）
編　集　田村真義（KADOKAWA）
編集協力　石川夏子（グレイル）
香川みゆき（フィジオ）

●撮影協力
パーソナルジム「GOLDEN ERA」
長野県諏訪市四賀217-2
http://golden-era-gym.com/

「蓼科高原 バラクラ イングリッシュガーデン」
長野県茅野市北山栗平5047
https://barakura.co.jp/

本書の筋トレのやり方

本書では、筋肉に力を入れながらゆっくりと伸ばす「伸張性筋収縮運動」を中心にした26の筋トレを紹介しています（力を入れて筋肉を縮めるのは「短縮性筋収縮運動」）。

筋トレを行うと、血圧を下げ、血糖値を下げ、認知症やがんのリスクを減らす「マイオカイン」という夢の万能ホルモンが分泌されます。伸張性筋収縮運動については、「3秒で効果が得られる」という研究報告がありますが、本書では、マイオカインの分泌を狙って、「伸張性筋収縮8秒＋短縮性筋収縮2秒」という運動を中心に、１回10秒の筋トレを組み立ててみました。

１セット2～3回がラクに行えるようになったら、5回、10回など、徐々に回数を増やしていってください。続けるほどに快楽ホルモンの効果により、筋トレがさらにラクに行えるようになっていきます。

ダンベルについて

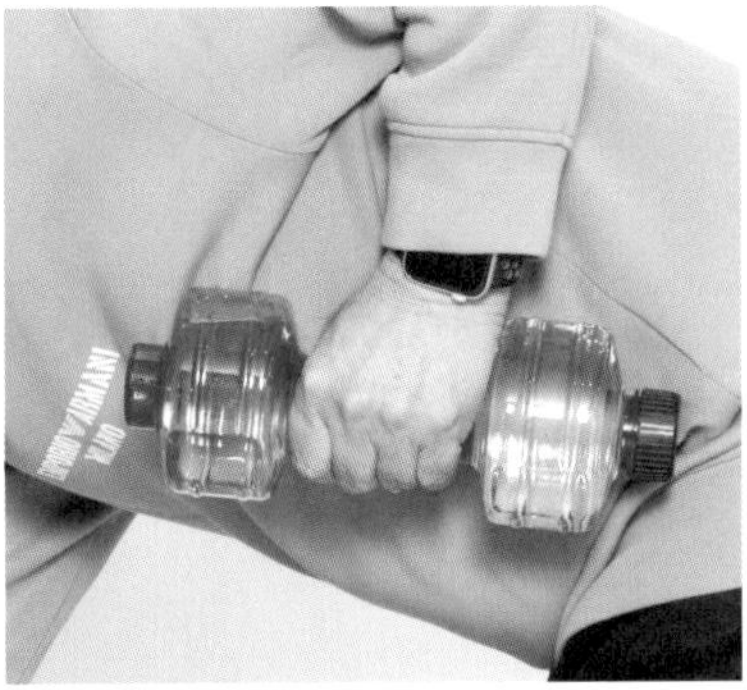

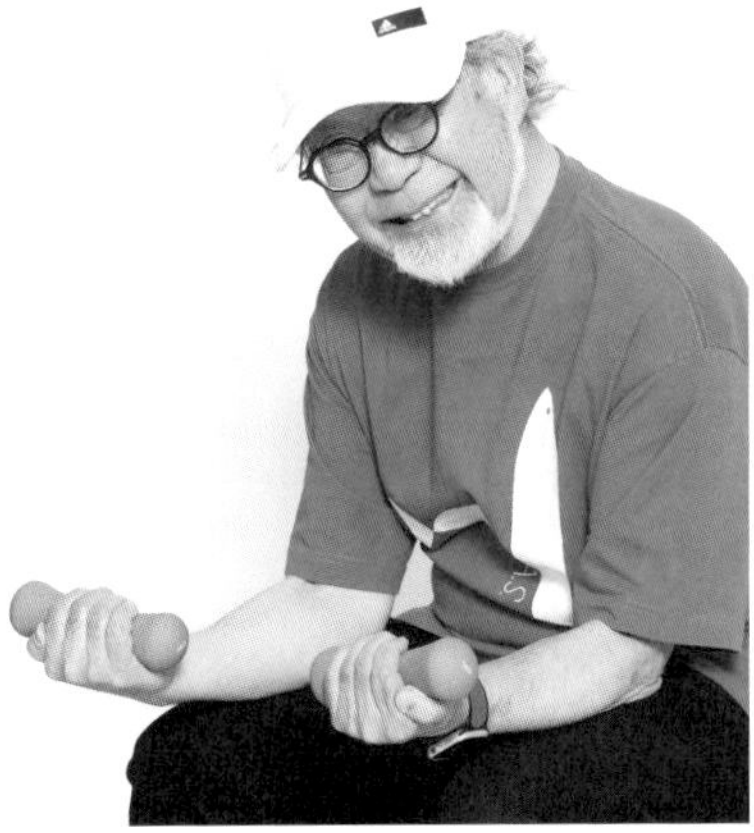

本書の筋トレでは、500㎖のペットボトルに水を入れ、0.5㎏ダンベルの代わりに使用しています。100円ショップなどでは、水を入れて使用するタイプのダンベル（1㎏）は100円（＋税）、鉄製などのダンベル（1㎏・2㎏）は300～500円（＋税）程度で購入できます。0.5㎏に慣れてきたら、重さを増やして筋トレを続けましょう。写真左は水を入れるタイプで1㎏、写真右のダンベルも同じく1㎏。

筋トレページの見方

❶**初級**…筋トレのレベル。初級・中級・上級・超上級がある

❷**主な筋肉**…「伸張性筋収縮」に限らず、この筋トレで鍛えられる筋肉。意識して筋トレを行うと効果的

❸**1セット**…1セットに行う時間と回数の目安

❹**1日**…1日何セットやるかの目安

❺**伸張性筋収縮**…ゆっくり、深く、伸ばす筋肉を表している（青色およびオレンジグレーの文字は「短縮性筋収縮」を表す）

❻**注意！**…筋トレをする上での注意点

❼**運動アレンジ**…運動のレベルをアップしたり、できないときのアレンジの方法を説明

❽**「ながら」アイデア**…スキマ時間でできる「何かをしながら」筋トレをするためのアイデア

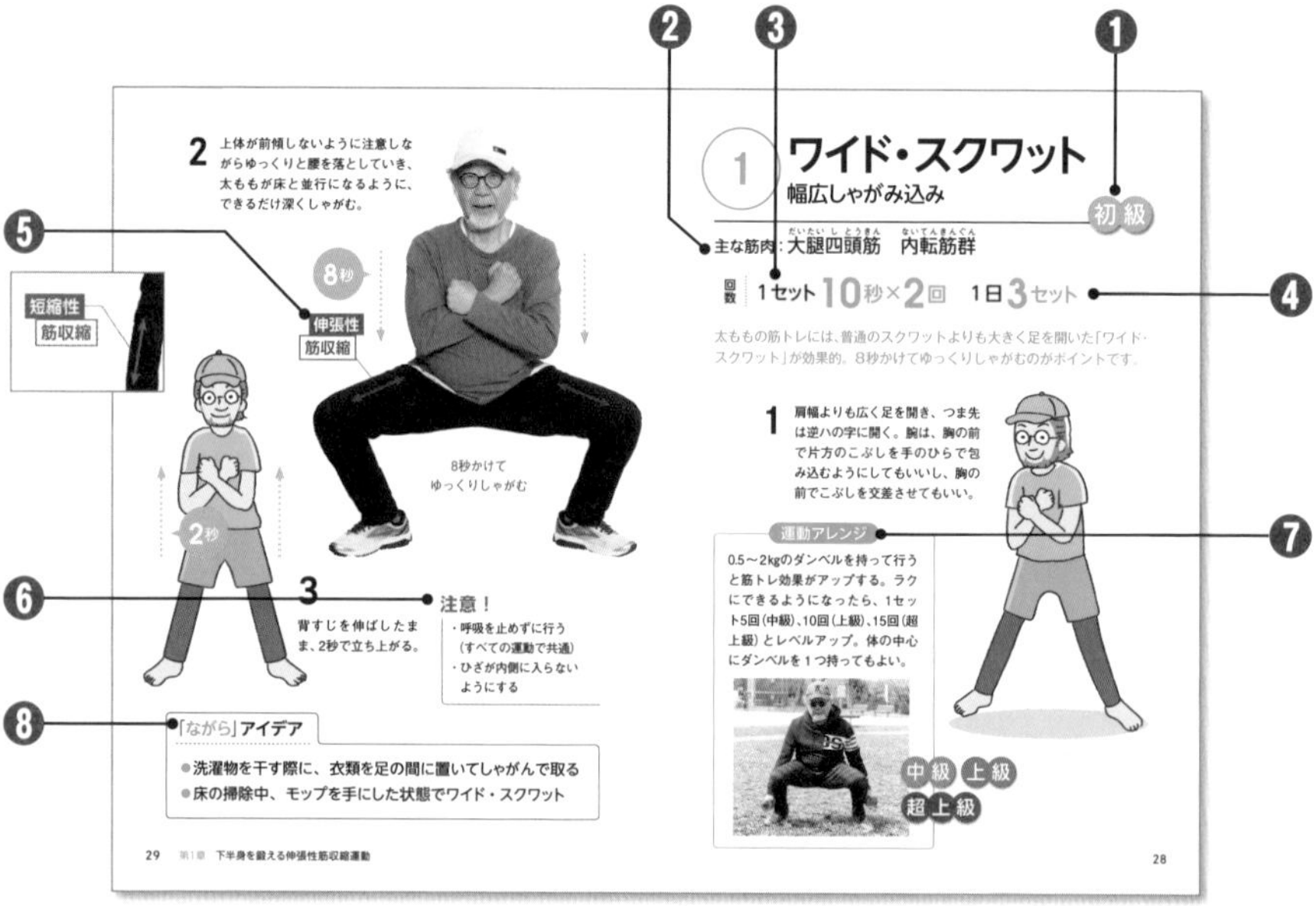

【本書の注意事項】
本書で紹介する運動は、病気の治療、治癒を目的とするものではありません。体調がすぐれないときは行わないでください。医師の治療を受けている方は、主治医と相談の上、実施してください。

第1章

下半身を鍛える
伸張性筋収縮運動

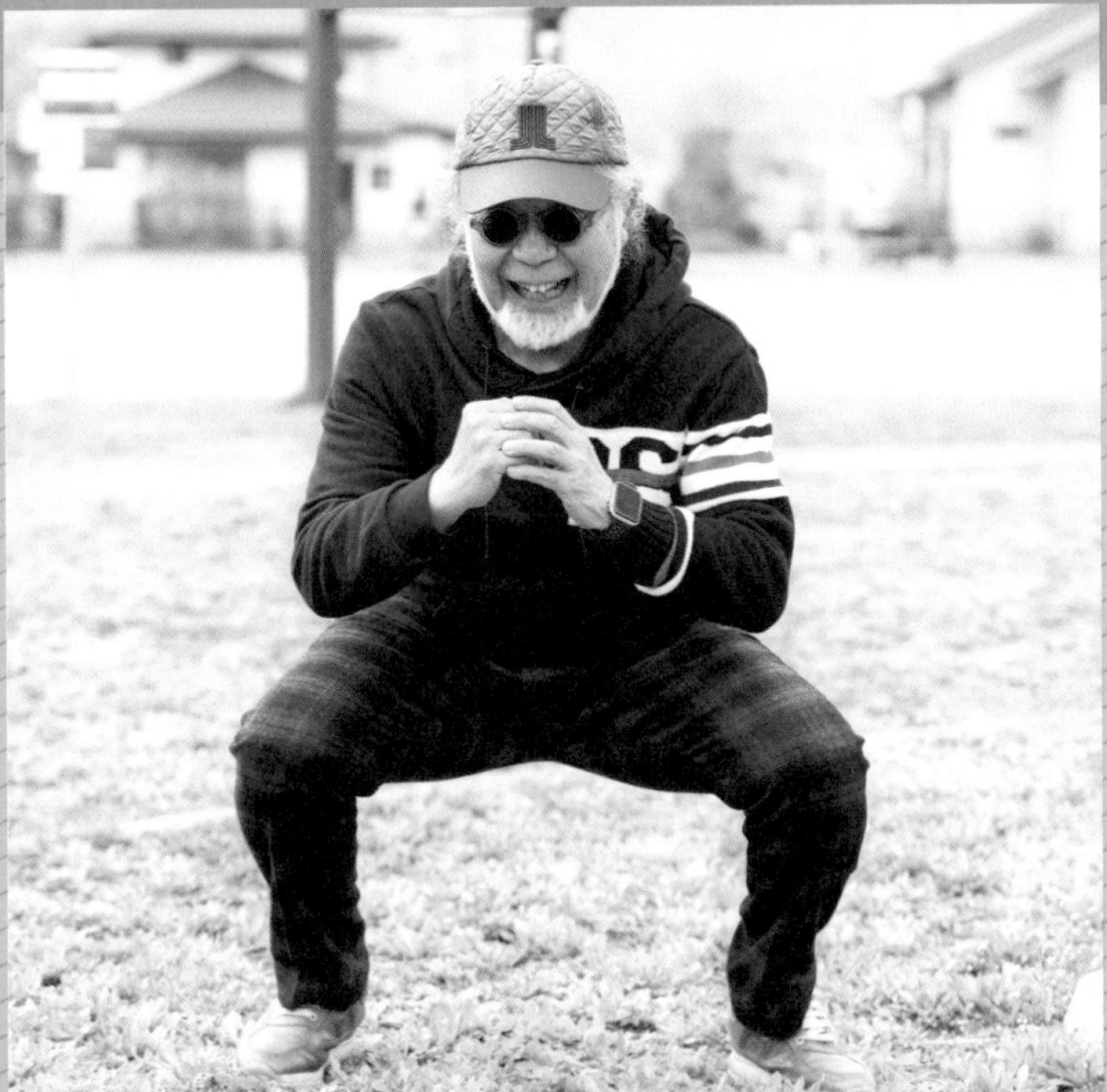

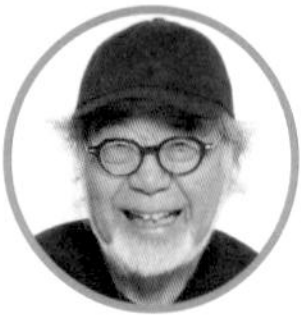

筋トレ習慣を身につけたいなら

脚の筋トレから始めよう

下半身には、全身の筋肉量のうち約6～7割が集まっています。そこで、まずは脚の筋トレからスタートすると、その効果が実感しやすくなります。脚の筋トレのメリットは、「歩く」「立つ」「座る」といった日常の動作がラクになること。また、関節が柔軟になって動きやすくなり、関節を支える筋肉も鍛えられるので、ひざ痛や股関節痛などの関節の痛みの予防・軽減につながります。さらには、つまずいても踏ん張れるようになり、〝転倒による骨折からの寝たきり〟を防げるのです。

筋トレすると「成長ホルモン」が分泌される

成長ホルモンは「若返りホルモン」ともいわれ、子どもの体を成長させ、大人になってからもたんぱく質の合成を促進して、皮膚の若々しさを保ってくれます。成長ホ

主な筋肉

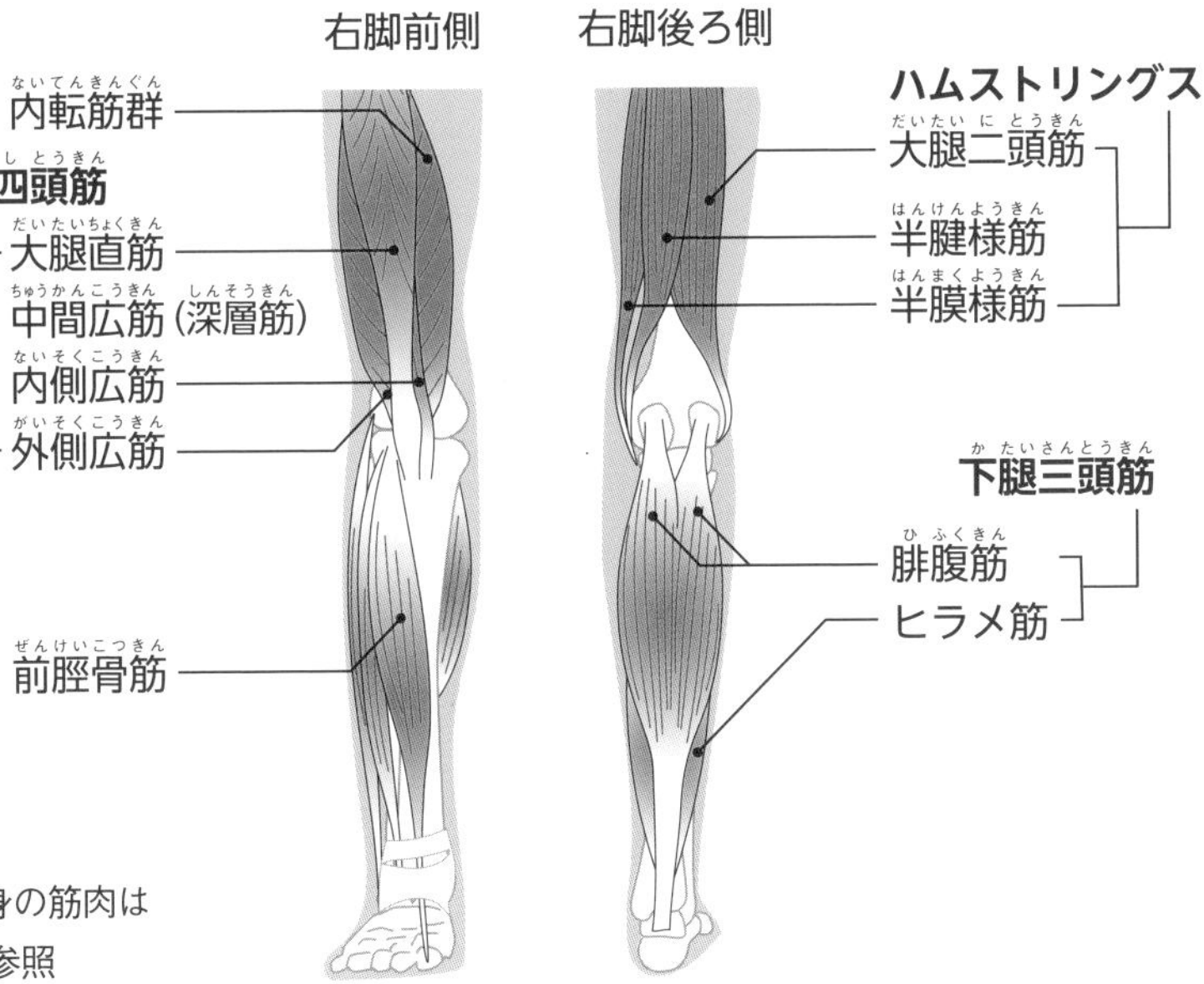

上半身の筋肉は
P.51参照

1日のトレーニングメニューの例

同じ運動が
続かないように

A～**D**グループから1つずつ選んで行う

Aグループ

① ワイド・スクワット
② トイレ・スクワット
⑥ ニーエクステンション

Bグループ

③ フロントランジ
④ バックランジ
⑤ サイドランジ

Cグループ

⑦ カーフレイズ
⑧ 鎌田式かかと落とし

Dグループ

⑨ 階段の上り下り

※①～⑨の数字は、P.28～のトレーニングの数字に対応しています。

ルモンには、脂肪の代謝を促し、血圧や血糖値を下げる効果があることもわかっています。この成長ホルモンをもっとも多く分泌するのが太ももの前側の筋肉（大腿四頭筋）です。つまり、健康診断で生活習慣病を指摘されやすくなる60代以降の人こそ、脚の筋トレが必要といえるのです。

意識して太ももの前面の筋肉を鍛える伸張性筋収縮運動

脚の主な筋肉としては、太ももの前面にある「大腿四頭筋《だいたいしとうきん》」、太ももの裏側の「ハムストリングス」、ふくらはぎの「下腿三頭筋《かたいさんとうきん》」などがあります。第1章では、これらの脚の筋肉を〝ゆっくり、深く、伸ばして鍛える〟伸張性筋収縮運動を紹介しています。

大腿四頭筋は、股関節を曲げ、ひざ関節を伸ばす役割を担っています。人間の体の中でももっとも体積の大きい筋肉とされます。この筋肉を特に意識して鍛えるといいでしょう。大腿四頭筋の筋トレは、スクワットが効果的です。そのために、6種類のスクワットを紹介しました（1章の「ワイド・スクワット」「トイレ・スクワット」「ブルガリアン・スクワット」ほか、96ページ参照）。

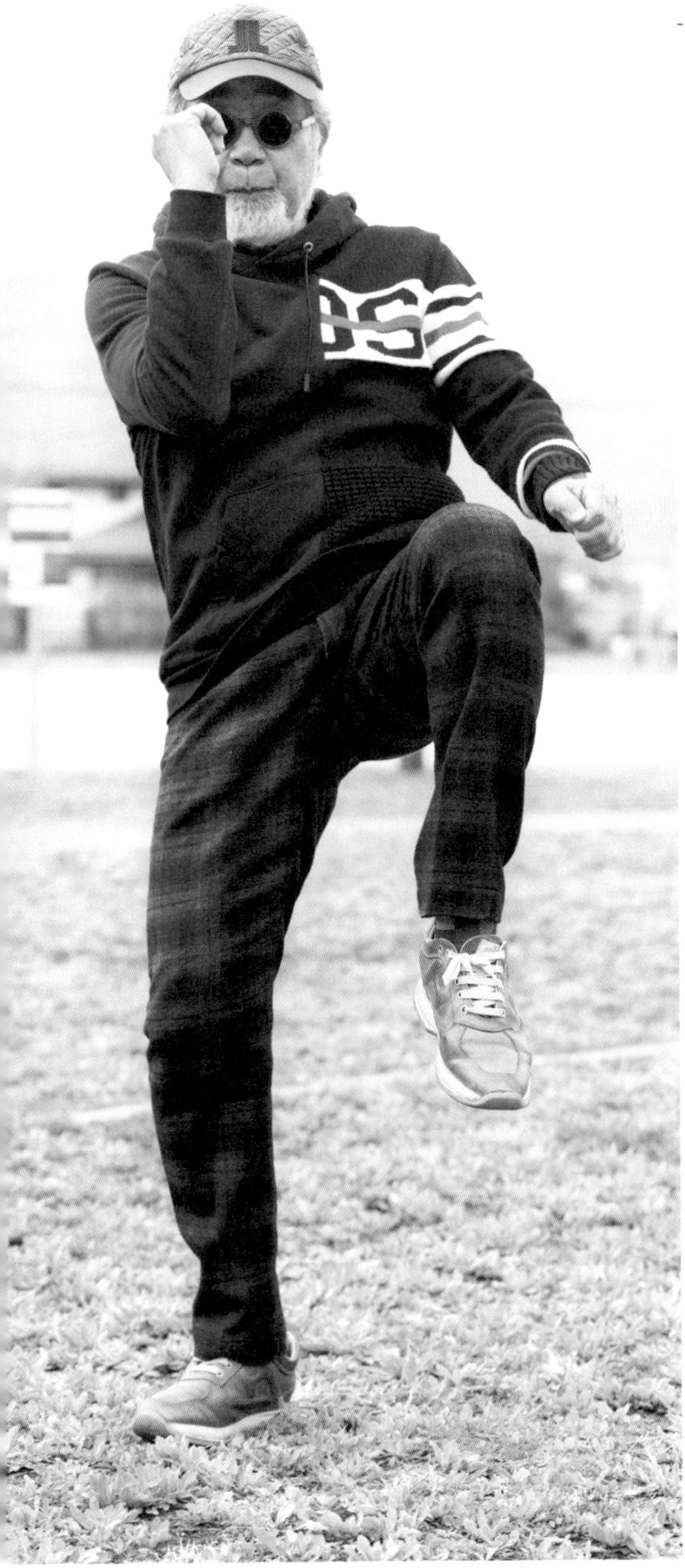

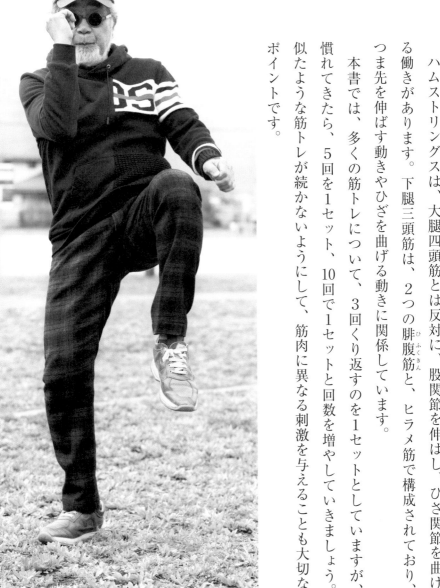

ハムストリングスは、大腿四頭筋とは反対に、股関節を伸ばし、ひざ関節を曲げる働きがあります。下腿三頭筋は、2つの腓腹筋《ひふくきん》と、ヒラメ筋で構成されており、つま先を伸ばす動きやひざを曲げる動きに関係しています。

本書では、多くの筋トレについて、3回くり返すのを1セットとしていますが、慣れてきたら、5回を1セット、10回で1セットと回数を増やしていきましょう。似たような筋トレが続かないようにして、筋肉に異なる刺激を与えることも大切なポイントです。

1 ワイド・スクワット

幅広しゃがみ込み

初級

主な筋肉：大腿《だいたい》四《し》頭筋《とうきん》　内転筋群《ないてんきんぐん》

回数　1セット10秒×2回　1日3セット

太ももの筋トレには、普通のスクワットよりも大きく足を開いた「ワイド・スクワット」が効果的。8秒かけてゆっくりしゃがむのがポイントです。

1 肩幅よりも広く足を開き、つま先は逆ハの字に開く。腕は、胸の前で片方のこぶしを手のひらで包み込むようにしてもいいし、胸の前でこぶしを交差させてもいい。

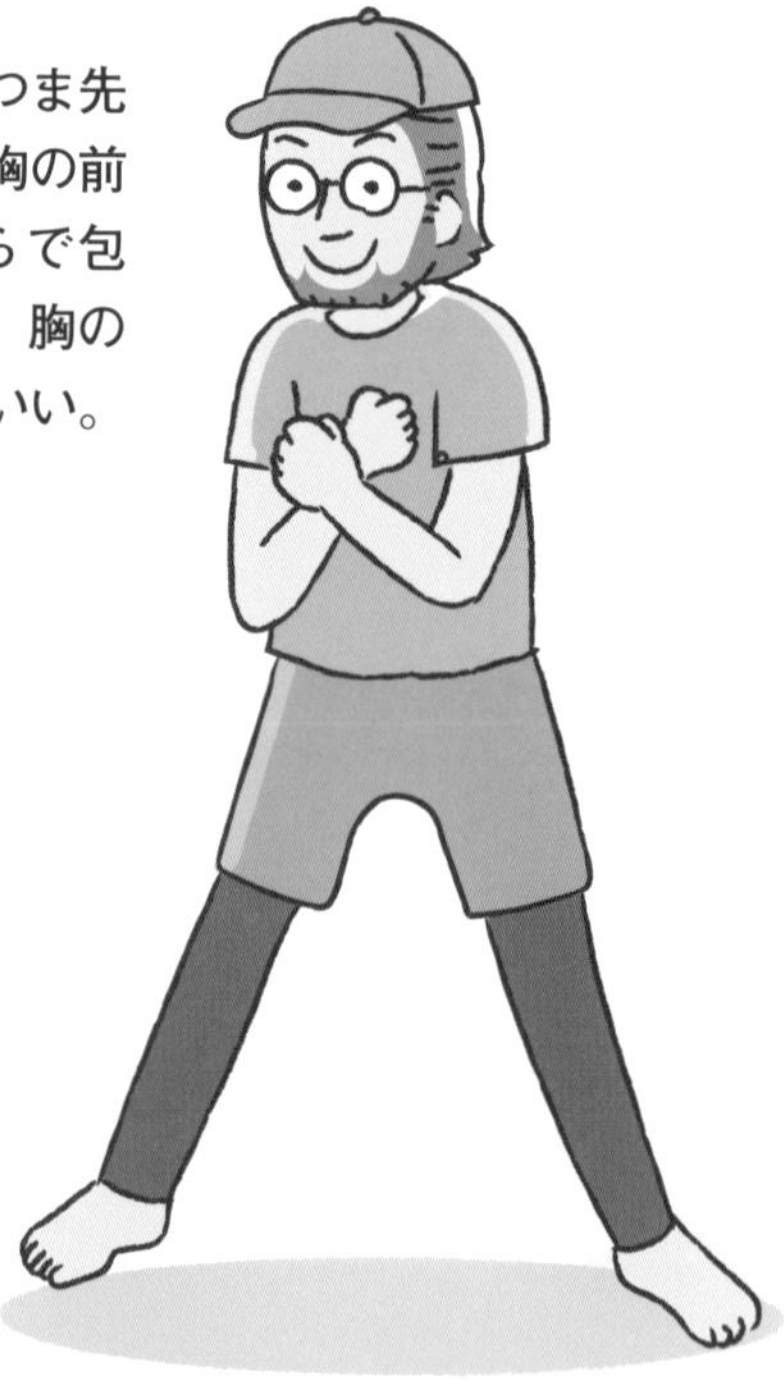

運動アレンジ

0.5～2kgのダンベルを持って行うと筋トレ効果がアップする。ラクにできるようになったら、1セット5回（中級）、10回（上級）、15回（超上級）とレベルアップ。体の中心にダンベルを1つ持ってもよい。

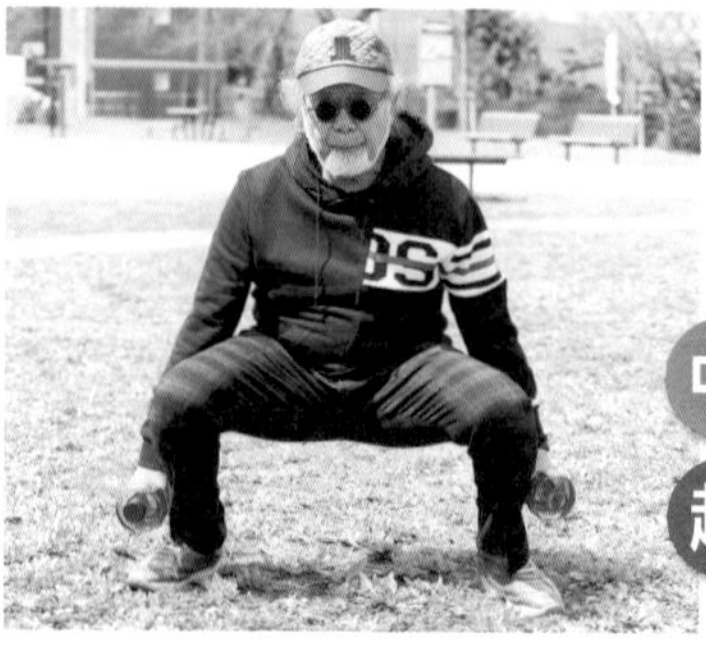

中級　上級

超上級

2

上体が前傾しないように注意しながらゆっくりと腰を落としていき、太ももが床と並行になるように、できるだけ深くしゃがむ。

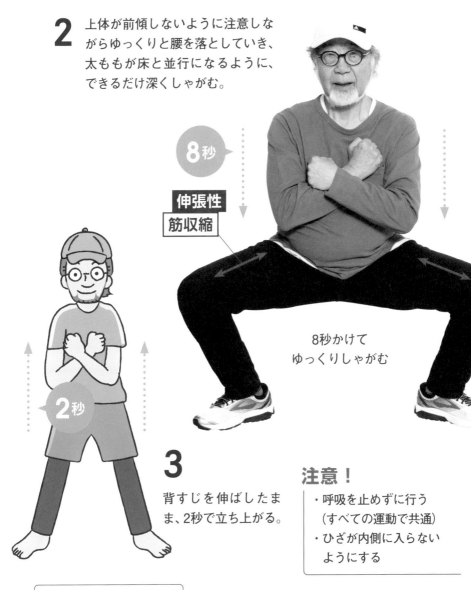

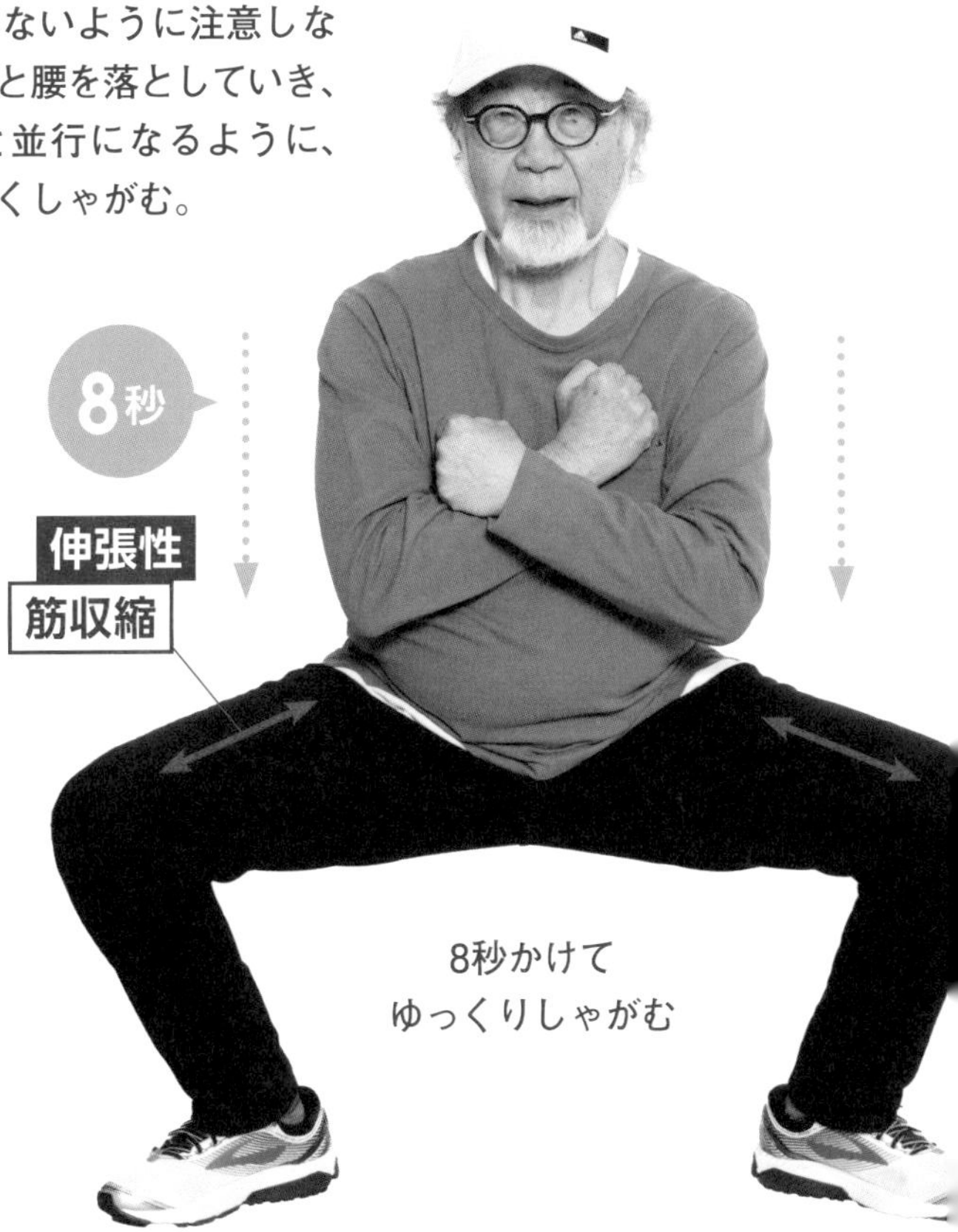
8秒
伸張性
筋収縮
8秒かけて
ゆっくりしゃがむ

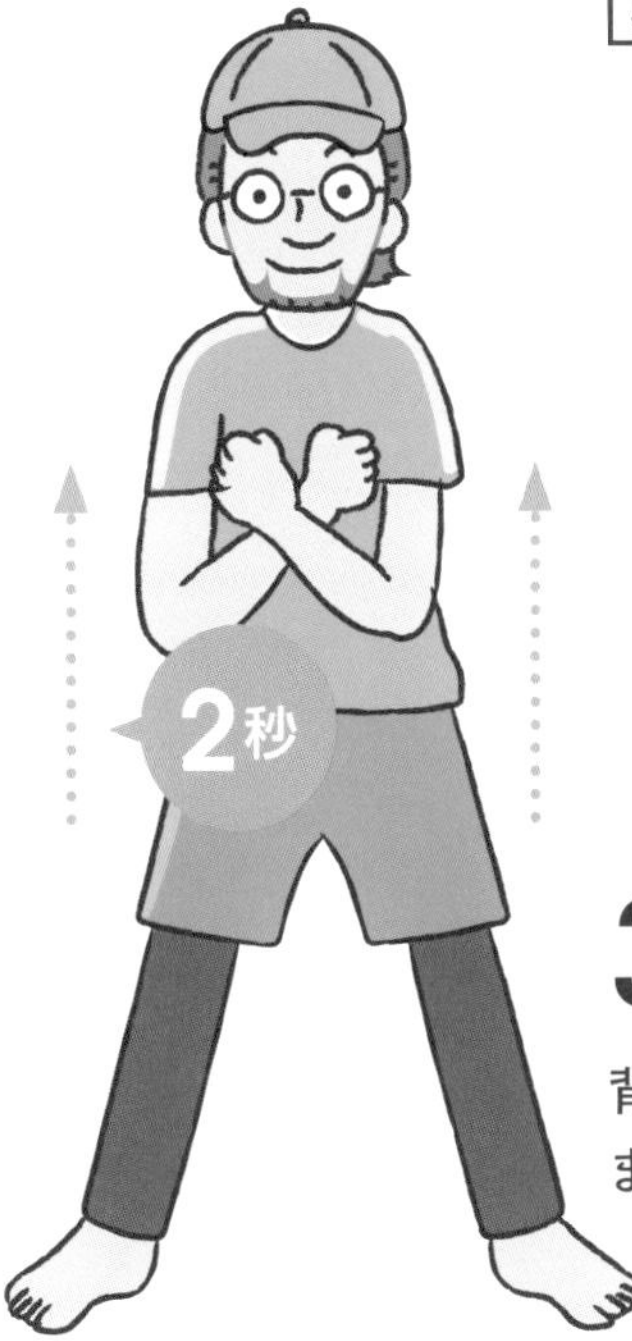

3

背すじを伸ばしたまま、2秒で立ち上がる。

注意！

・呼吸を止めずに行う（すべての運動で共通）
・ひざが内側に入らないようにする

「ながら」アイデア

- 洗濯物を干す際に、衣類を足の間に置いてしゃがんで取る
- 床の掃除中、モップを手にした状態でワイド・スクワット

2 トイレ・スクワット
トイレしゃがみ

初級

主な筋肉：大腿《だいたい》四《し》頭筋《とうきん》　内転筋群《ないてんきんぐん》

回数　1セット10秒×3回　トイレのたびに

運動は、継続してこそ効果が現れます。トイレをすませたついでにスクワットをする習慣で太ももの筋肉を鍛えれば、いつまでも自分の足で歩ける体が維持できるでしょう。

1 足は肩幅より少し広げて洋式トイレの便座の前に立ち、つま先は逆ハの字に開く。トイレでなく、イスで**1**～**3**を行っても同様の効果があります。

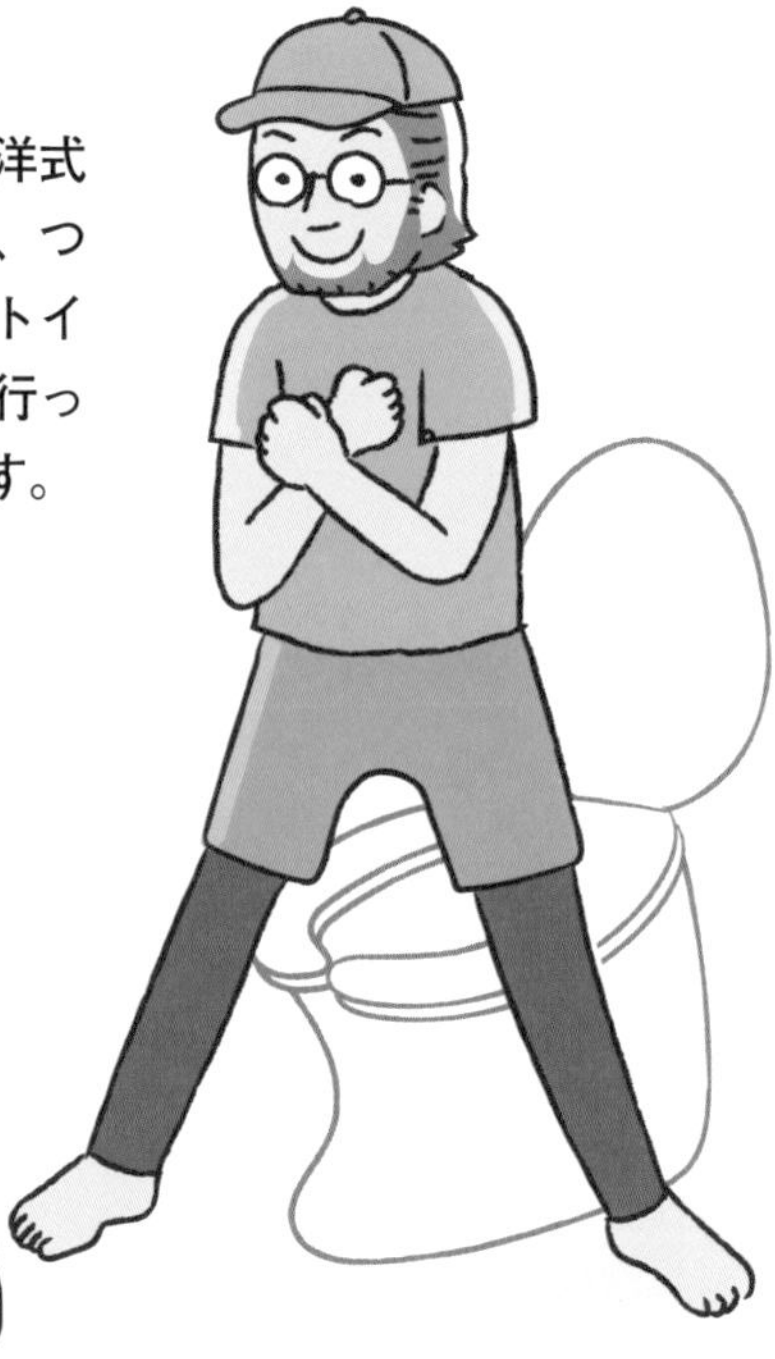

運動アレンジ　上級

洋式トイレではなく、和式トイレで用を足すときのように深くしゃがむと、より負荷が大きくなる。その際、手すりがあれば、つかまりながら行うこと。

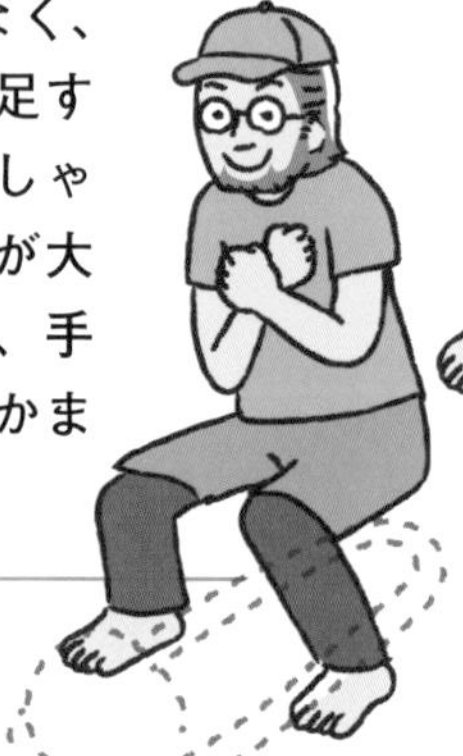

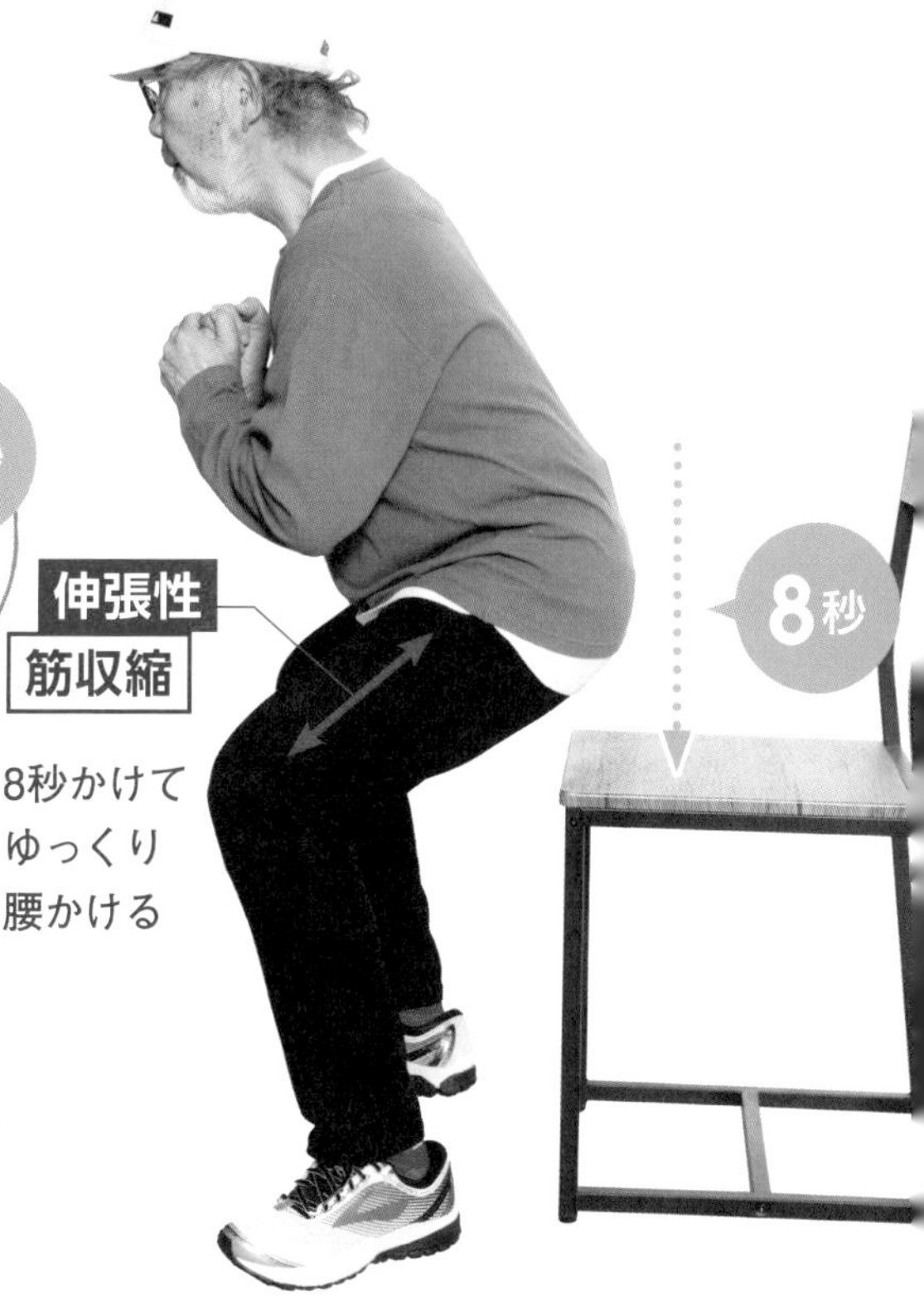
伸張性
筋収縮
8秒かけて
ゆっくり
腰かける
8秒

2 8秒かけてゆっくりと洋式便座（イス）に腰かける。お尻を突き出すイメージで上体を前傾させ、ゆっくり腰を落とすのがポイント。

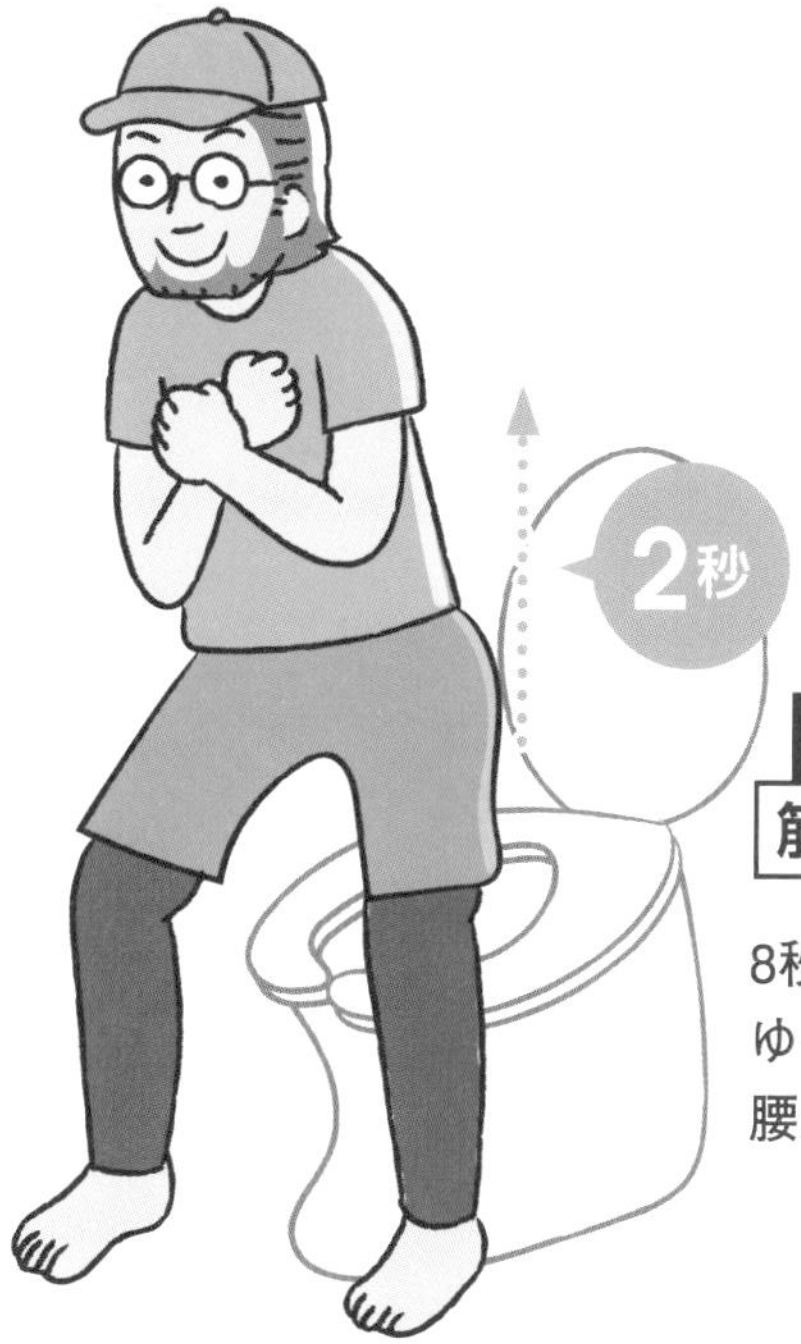

3 2秒で洋式便座（イス）から立ち上がる。

注意！

- ひざがつま先より前に出ないようにする
- 上体を前傾させて行う
- 呼吸を止めずに行う

「ながら」アイデア

- テレビを見ながら、イス・スクワットを1セット
- 毎日、朝と夜に歯を磨きながら1セットずつ

※ワイド・スクワットをやった翌日は、トイレ（イス）・スクワットをやるなど、毎日同じスクワットが続かないように交互に行う。

3 フロントランジ
片足前突き出し

初級

主な筋肉：大腿四頭筋《だいたいしとうきん》　大臀筋《だいでんきん》　中臀筋《ちゅうでんきん》

回数　1セット　右足10秒×3回＋左足10秒×3回　1日3セット

足を前に1歩踏み出して腰を落とすのが「フロントランジ」です。①〜②のスクワットよりもやや難易度が高くなりますが、こちらはハムストリングスが鍛えられ、バランスも必要になるので体幹筋の強化にもつながります。④の「バックランジ」より簡単なので、初心者はまずこちらから挑戦して。おなかの出っぱりが改善していきます。

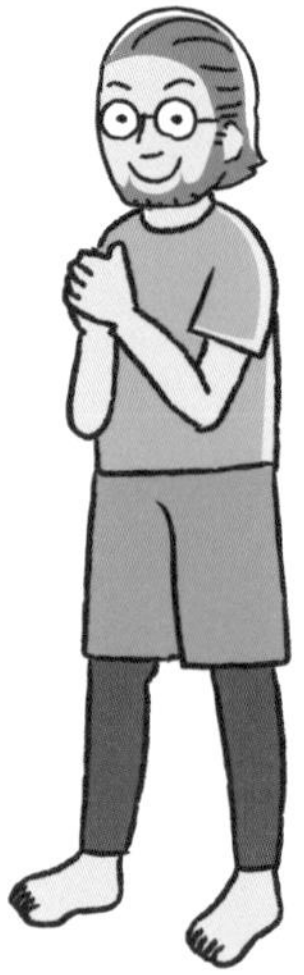

1

両足を肩幅に開いて背すじを伸ばして立ち、腕は、胸の前で片方のこぶしを手のひらで包み込むようにしてもいいし、胸の前でこぶしを交差させてもいい。

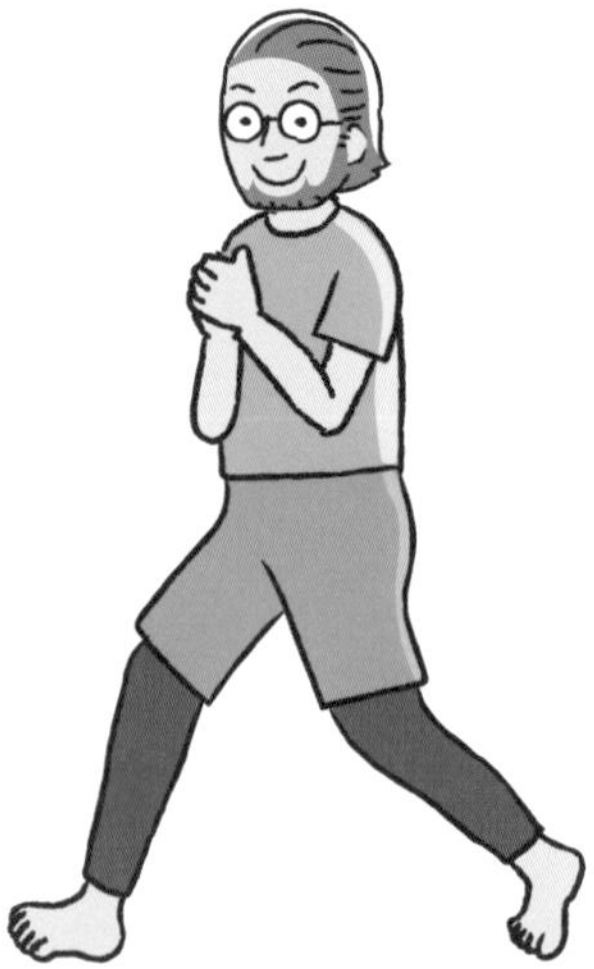

2

背すじを伸ばしたまま右足を1歩前に踏み出す。このとき、左足のかかとは上がった状態をキープ。はじめは壁や横にイスを置いてつかまって行ってもよい。

3

2の姿勢から真下に腰を落としていき、右足のひざが直角になるまで8秒かけてゆっくりとひざを曲げていく。

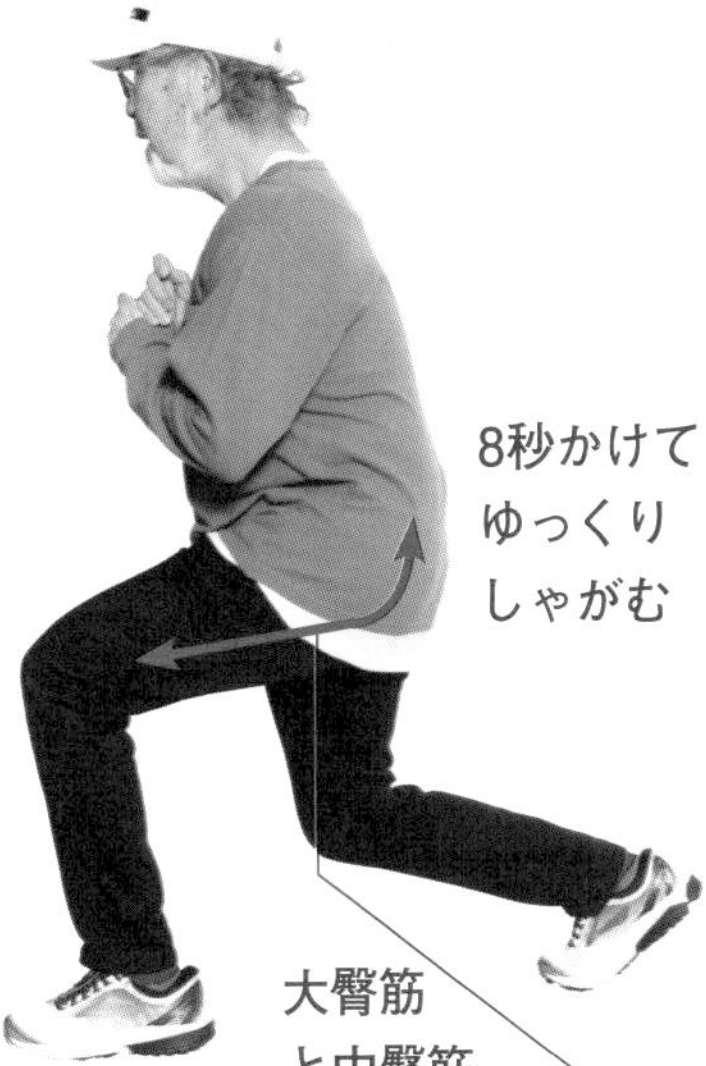
8秒かけて
ゆっくり
しゃがむ
大臀筋
と中臀筋
伸張性
筋収縮

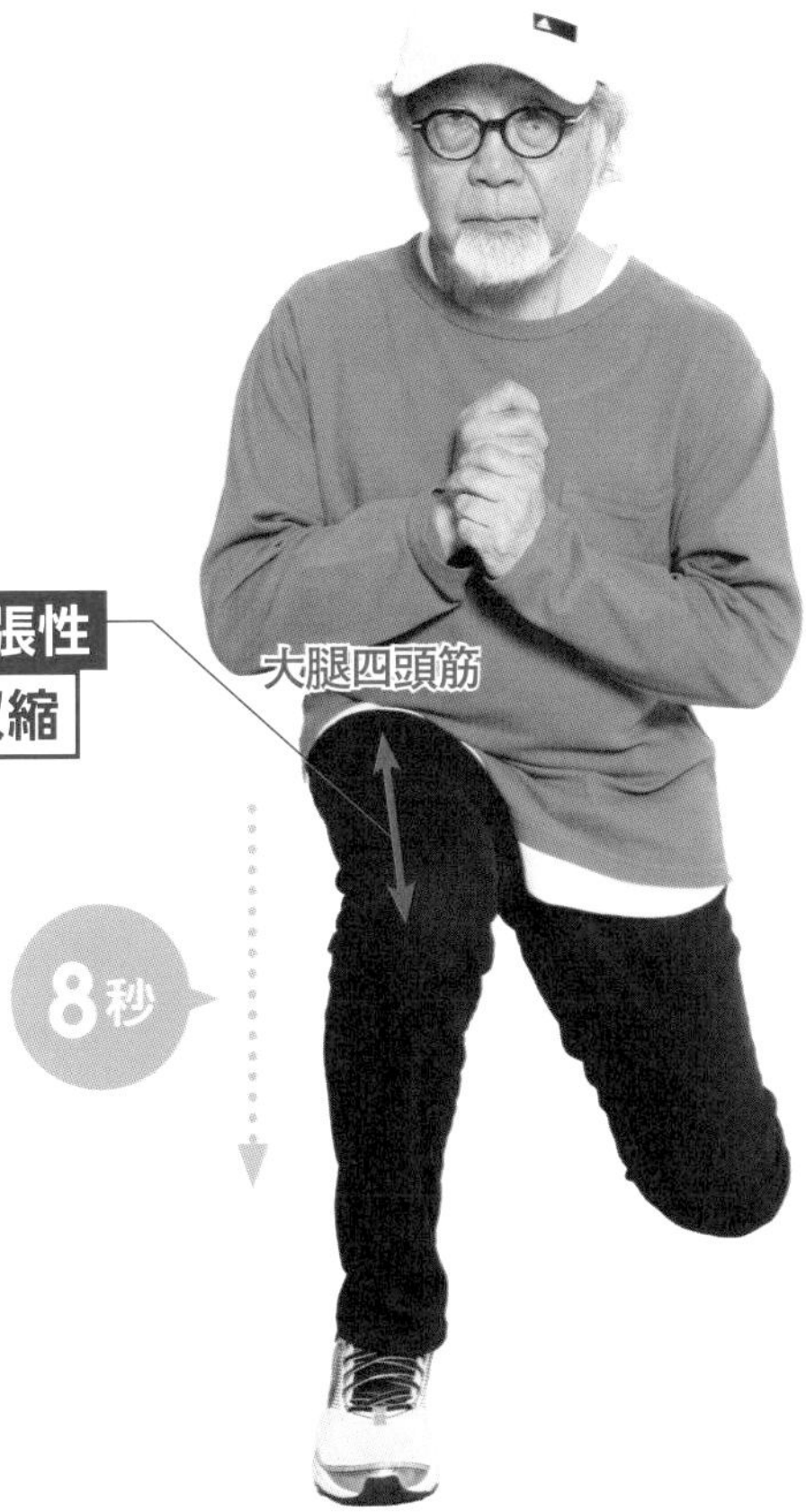
大腿四頭筋
8秒

4

2秒で**1**の位置に戻し、
左足でも同様に行う。

注意！

- ひざが床についてもいい
- 呼吸を止めずに行う

「ながら」アイデア

- 朝刊と夕刊を取りに行くついでに、廊下で1セットずつ
- 毎日、朝と夜に歯を磨きながら1セットずつ

④ バックランジ
片足後ろ突き出し

中級

主な筋肉：大臀筋《だいでんきん》　大腿四頭筋《だいたいしとうきん》

回数　1セット　右足10秒×3回＋左足10秒×3回　1日3セット

足を後ろに1歩引いて腰を落とすのが「バックランジ」です。日常生活ではあまり行わない動作なのでバランスが取りにくく、③の「フロントランジ」よりも難易度は高くなります。前足に重心を乗せ、胸筋を緊張させると安定します。美尻効果も抜群です。

1

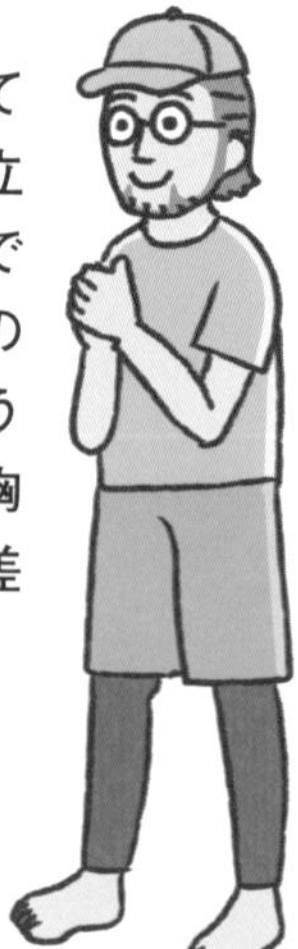

両足を肩幅に開いて背すじを伸ばして立ち、腕は、胸の前で片方のこぶしを手のひらで包み込むようにしてもいいし、胸の前でこぶしを交差させてもいい。

2

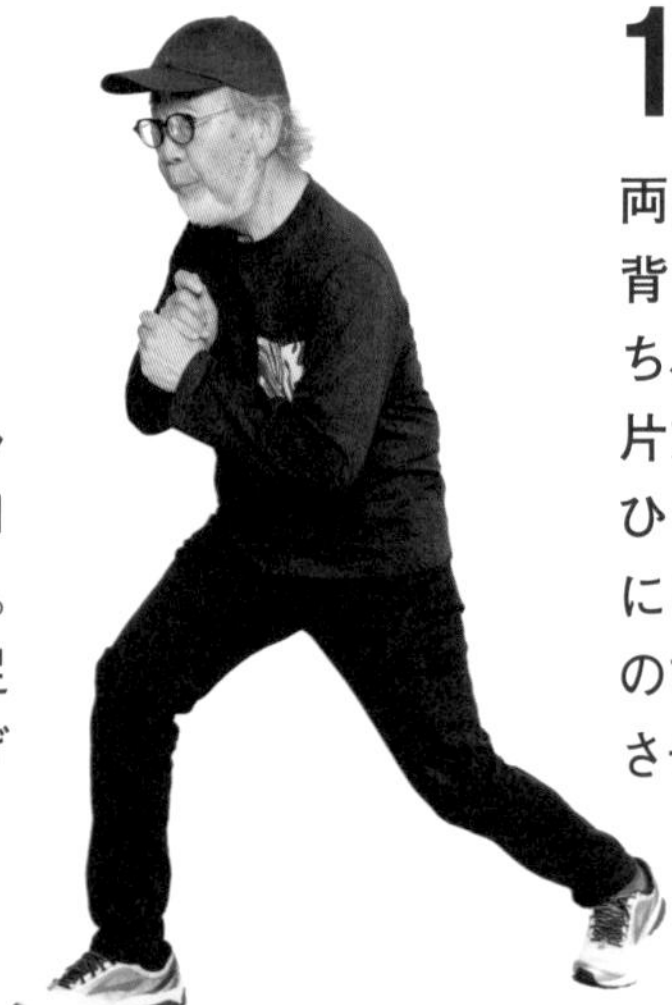

背すじを伸ばしたまま左足を1歩後ろに引く。このとき、左足のかかとは上げたままにする。

「ながら」アイデア

- 朝・昼・晩の食事の前に1セットずつ
- 散歩中にベンチがあったらブルガリアン・スクワット

注意！

・体がフラつくときは、P.32の「③フロントランジ」でバランスが取れるようになってから行う

3 2の姿勢から真下に腰を落としていき、右足のひざが直角になるまで8秒かけてゆっくりと曲げていく。ひざは床につかなくてもいいが、つくぐらいのほうが深く曲げられる。

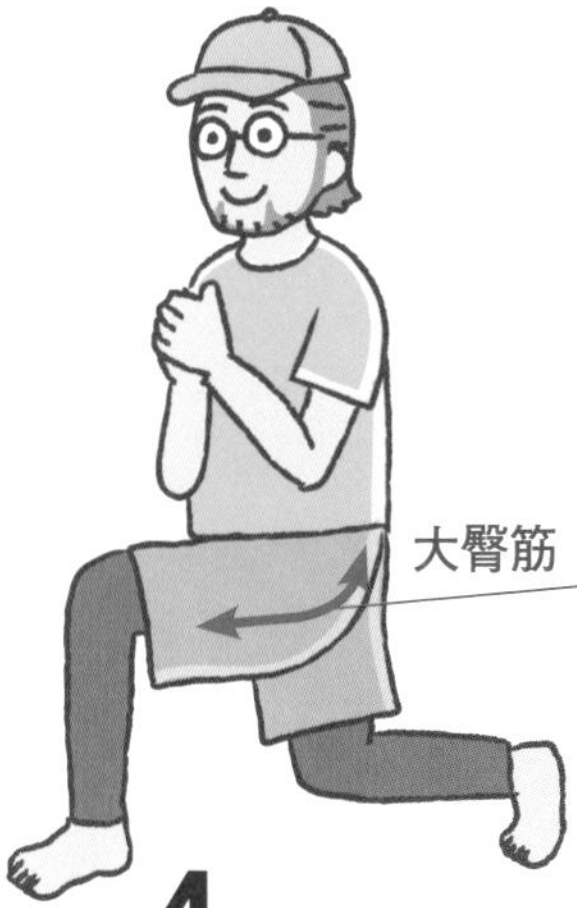
大臀筋

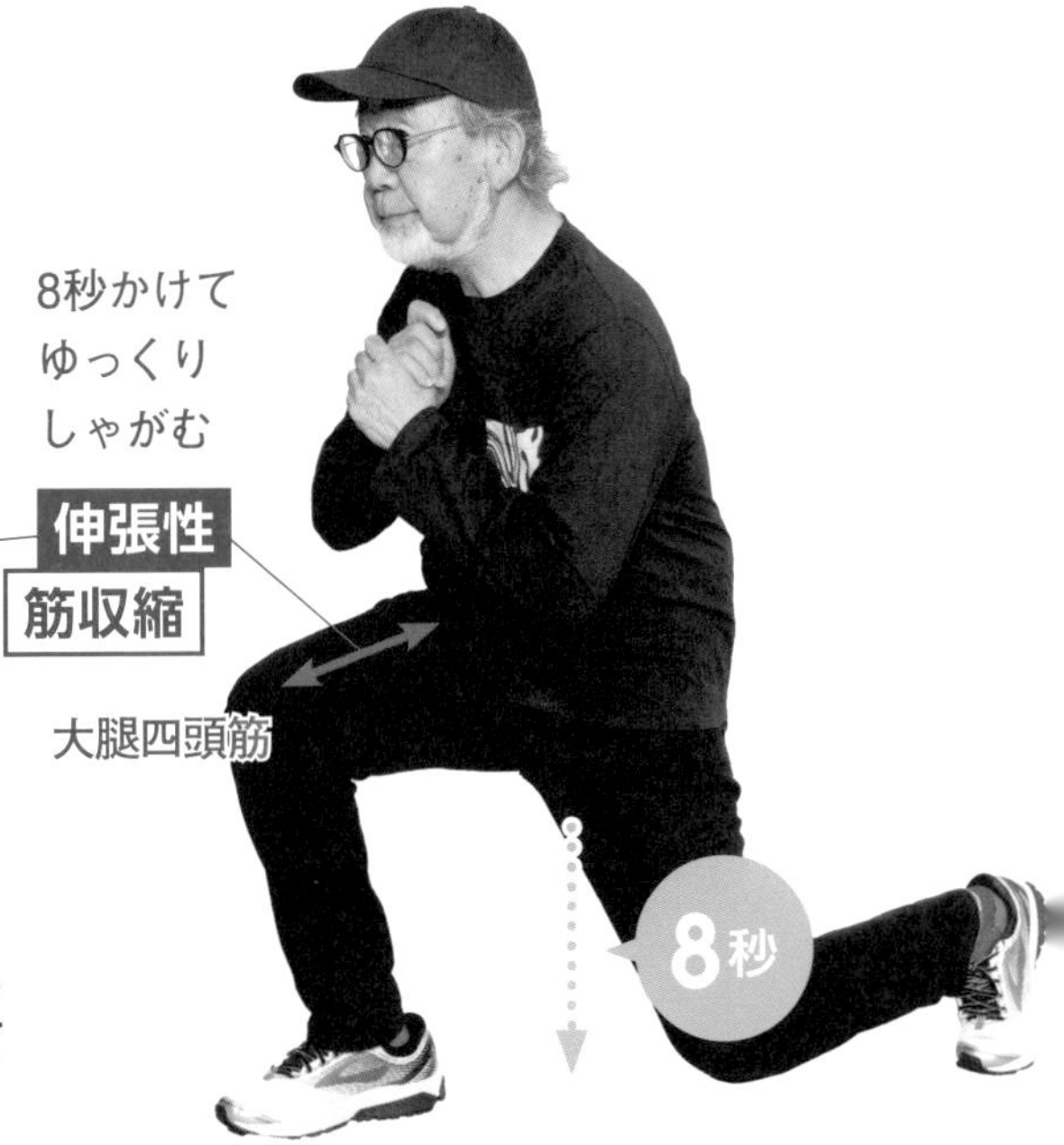
8秒かけて
ゆっくり
しゃがむ
伸張性
筋収縮
大腿四頭筋
8秒

4 2秒で1の位置に戻し、右足を後ろに引いて同様に行う。

運動アレンジ

ブルガリアン・スクワット（片足スクワット）

お尻の筋肉を鍛える最強の筋トレがブルガリアン・スクワット。イスなどに片足をかけて立ち、バックランジと同じように8秒かけてゆっくり真下に腰を落とす。その後、2秒で上体を元の位置に。これを左右の足で3回ずつ行う。最初はどこかにつかまりながらやるとよい。

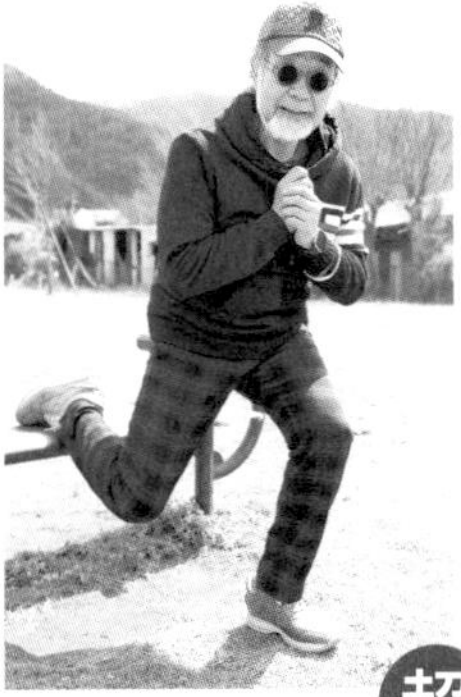

1セット片足3回から始め、徐々に増やす

超上級

5 サイドランジ

片足横突き出し

上級

主な筋肉：内転筋群《ないてんきんぐん》　大腿四頭筋《だいたいしとうきん》　大臀筋《だいでんきん》　ハムストリングス

回数	1セット	右に10秒×3回 ＋ 左に10秒×3回	1日3セット

「サイドランジ」は、特に、太ももの内側の筋肉「内転筋群」に効く運動です。この筋肉を鍛えることで歩くときの姿勢が安定し、足運びがスムーズになるので、転倒防止につながります。姿勢改善、若返りにも。

1

背すじを伸ばし、足を大きく左右に開いて立つ。腕は、胸の前で片方のこぶしを手のひらで包み込むようにしてもいいし、胸の前でこぶしを交差させてもいい。

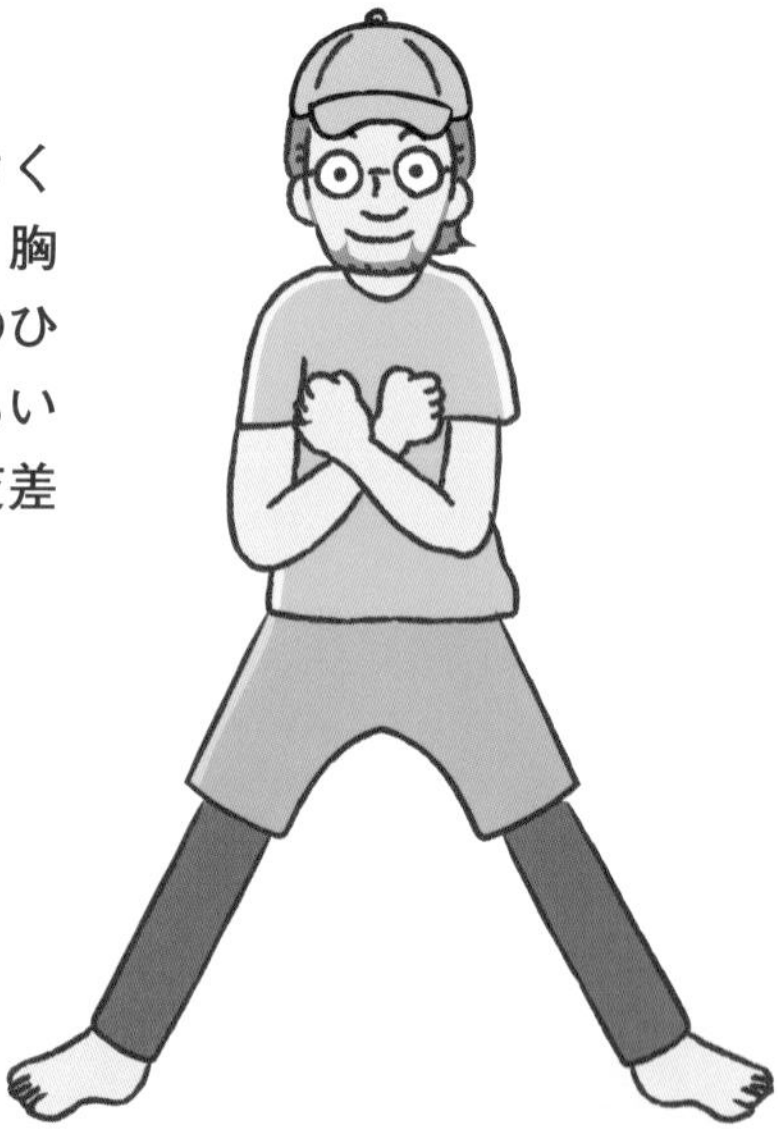

注意！

- 伸ばしている足のひざが内側に入らないようにする
- 足を曲げたときに、ひざがつま先より前に出ないようにする

2

8秒かけて片方のひざをゆっくりと曲げ、腰を落としていく。

3

ひざが直角になるまで曲げていき、伸ばしたほうの足に身体を引き寄せるようにして2秒で1の姿勢に戻る。

両手を前に出し、バランスを取りながら行ってもよい

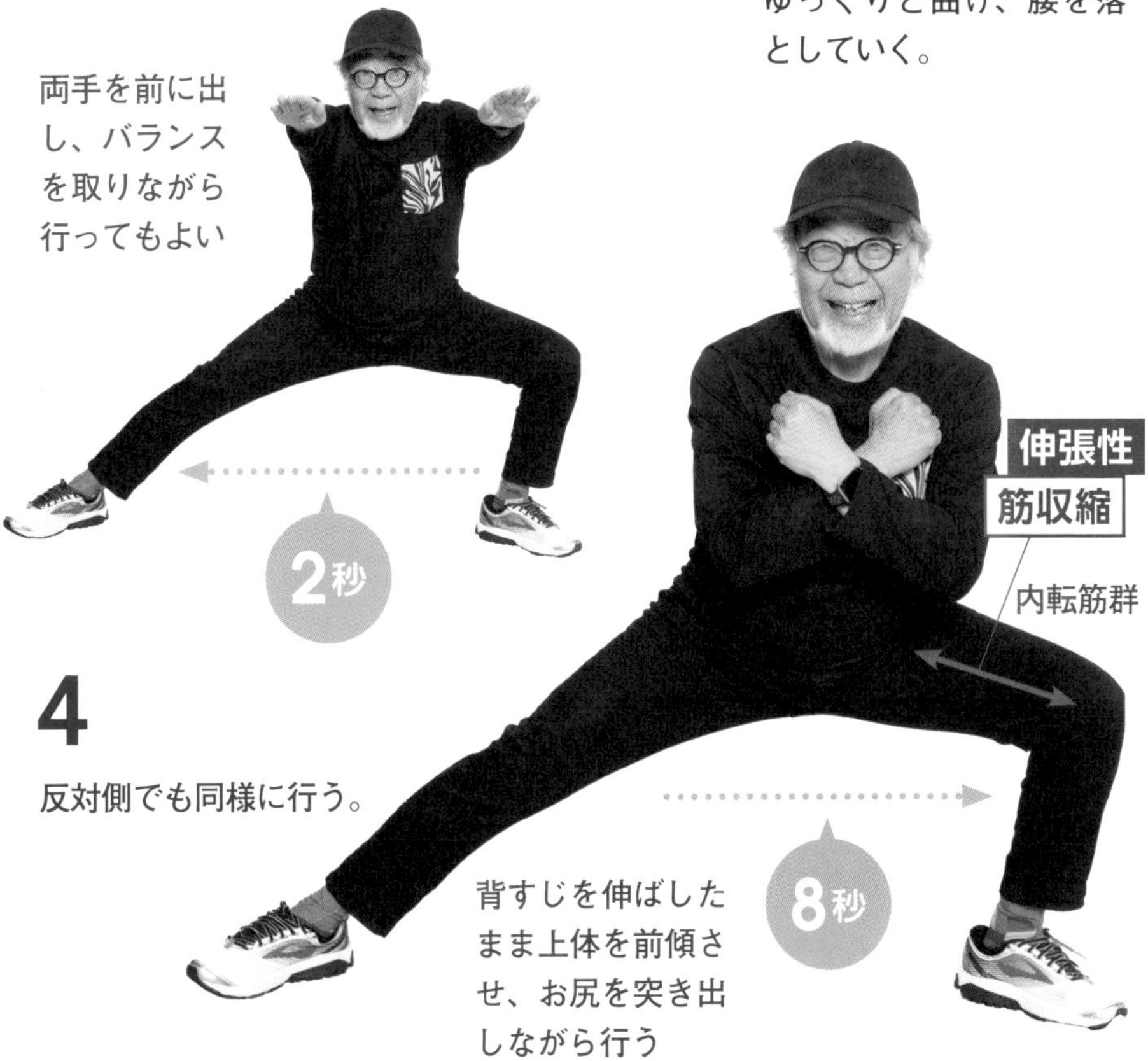

背すじを伸ばしたまま上体を前傾させ、お尻を突き出しながら行う

4

反対側でも同様に行う。

「ながら」アイデア

- テレビを見ながら、コマーシャルごとに1セット
- 毎日、朝と夜に歯を磨きながら1セットずつ

※フロントランジをやった翌日は、バックランジ、その翌日はサイドランジをやるなど、同じランジが続かないようにローテーションを組む。

6 ニーエクステンション
ひざ立ちお尻上げ下げ

中級

主な筋肉：大腿《だいたい》四《し》頭筋《とうきん》　腹直筋《ふくちょくきん》

回数　1セット10秒×3回　1日3セット

「ニーエクステンション」は、太ももの筋肉を鍛え、ポッコリおなかの解消が狙える筋トレです。ひざ立ちになり、ひざから頭までを直線に保ったまま行うのがポイントです。

1　床に座布団などを敷いてひざをつき、背すじを伸ばす。腕は胸の高さで前に出す。

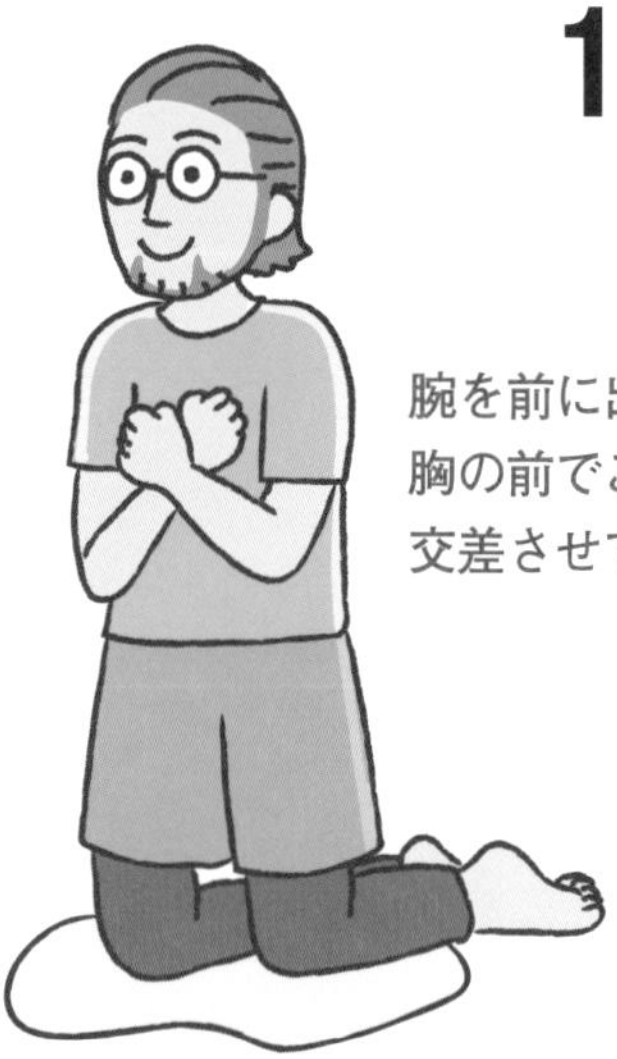

腕を前に出さず
胸の前でこぶしを
交差させてもよい

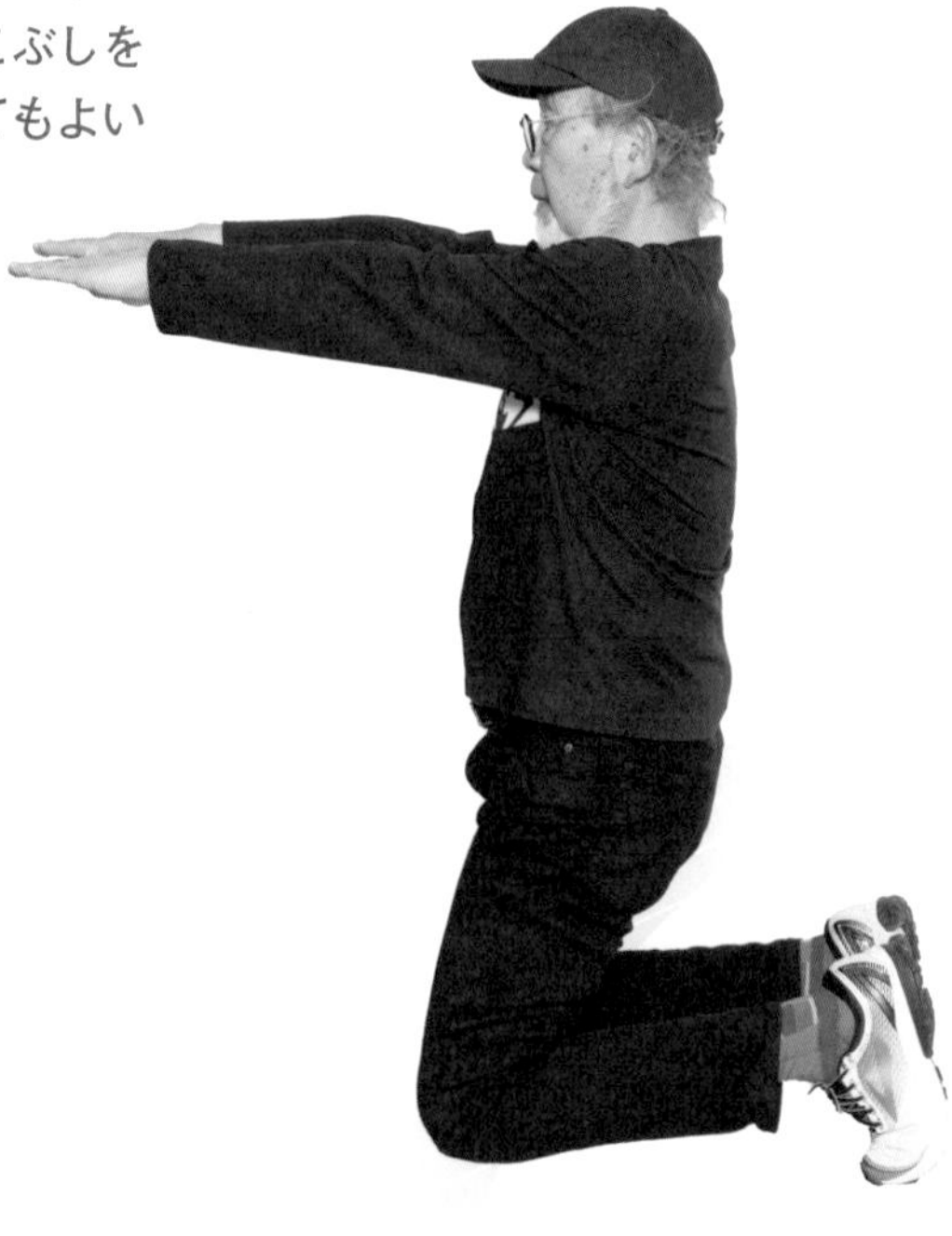

運動アレンジ

2の姿勢で、上体を後ろに最大限倒した姿勢で動きを5秒止めると、より効果的。

上級

2

腕を前に出した場合はまっすぐに保ったまま、8秒かけてゆっくりと体を後ろに倒していく。

倒したところで
5秒静止すると、
さらに効果的

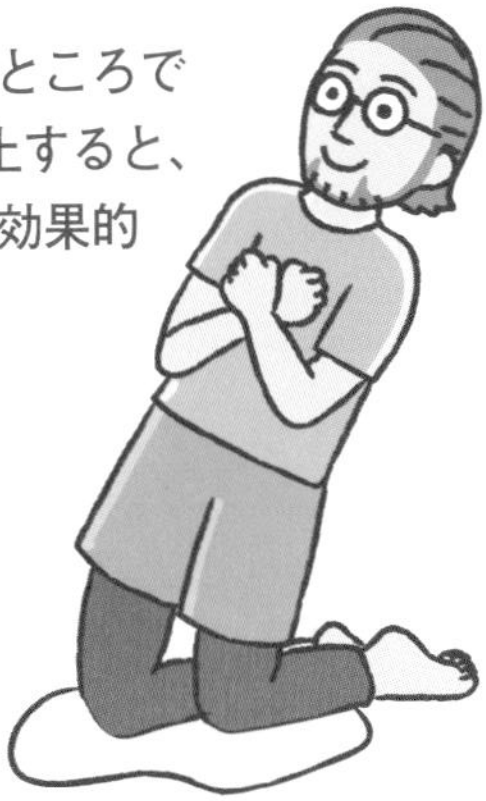

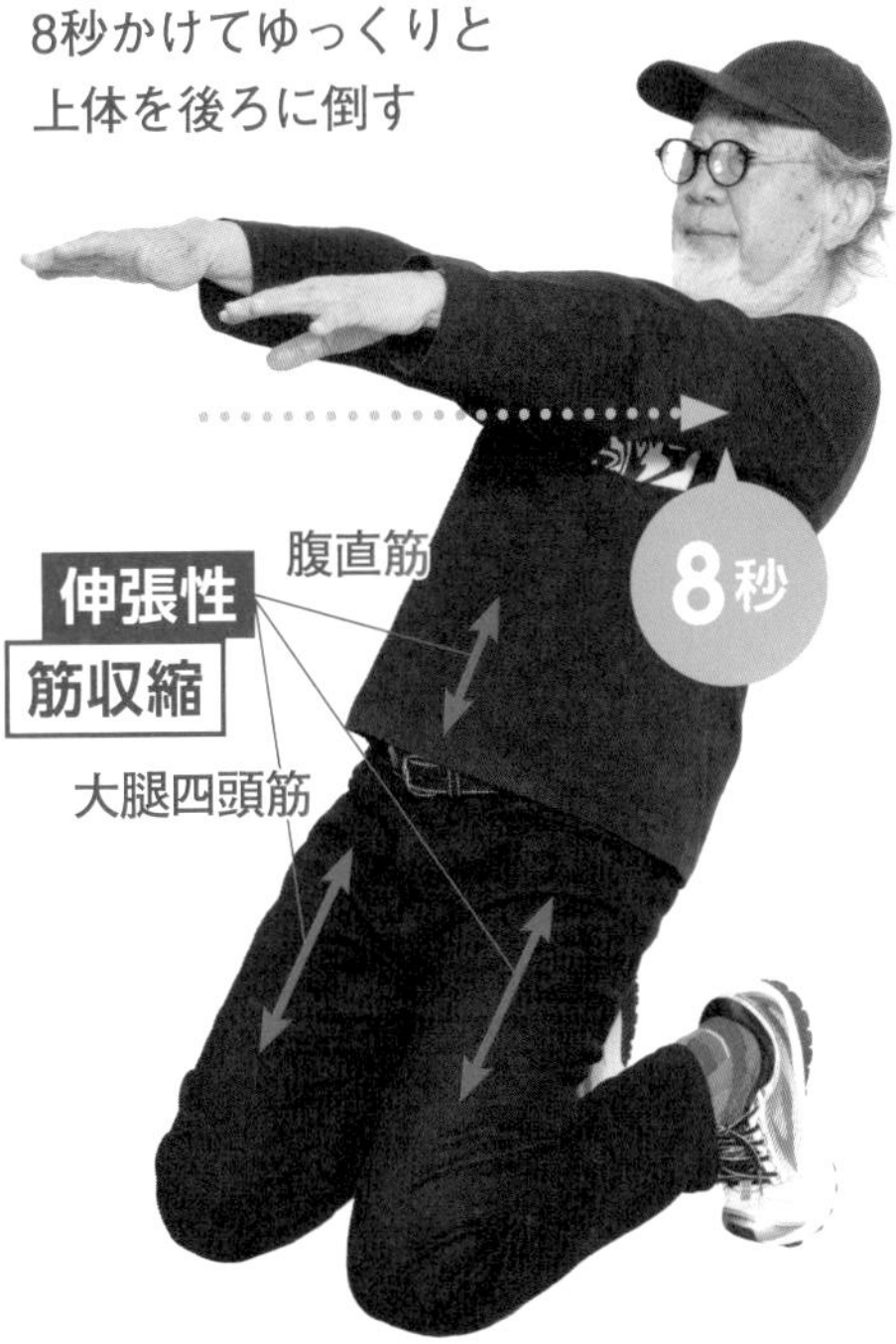
8秒かけてゆっくりと
上体を後ろに倒す
8秒
腹直筋
伸張性
筋収縮
大腿四頭筋

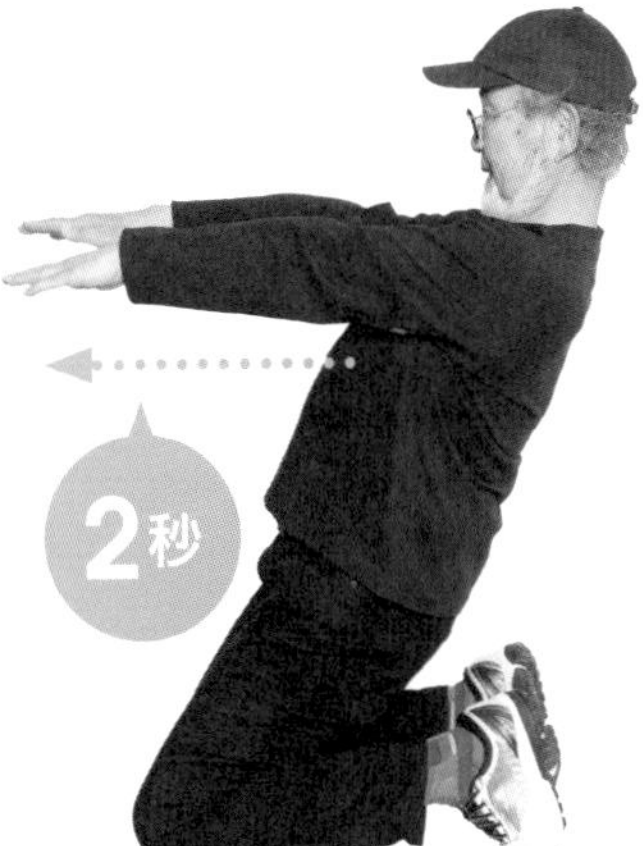

3

2秒で体を起こし、1の姿勢に戻る。

注意！

- ひざから上がまっすぐ一直線になるように姿勢を保つ
- 息を止めずに行う

「ながら」アイデア

- テレビを見ながら、コマーシャルごとに3セット
- 床に座って洗濯物をたたむ合間に1～2セット

7 カーフレイズ
かかと落とし

初級

主な筋肉：下腿三頭筋《かたいさんとうきん》（腓腹筋《ひふくきん》・ヒラメ筋）

回数 1セット10秒×10回　1日5セット

「カーフレイズ」は、ふくらはぎの腓腹筋やヒラメ筋が鍛えられるので、全身へ血流が促されるほか、骨粗しょう症の予防にもつながります。また、ゴースト血管を防ぎ、下肢の冷えやむくみにも効果的です。

1 壁やテーブルなどに手を置いて体を支え、足は肩幅に開いて背すじを伸ばして立つ。

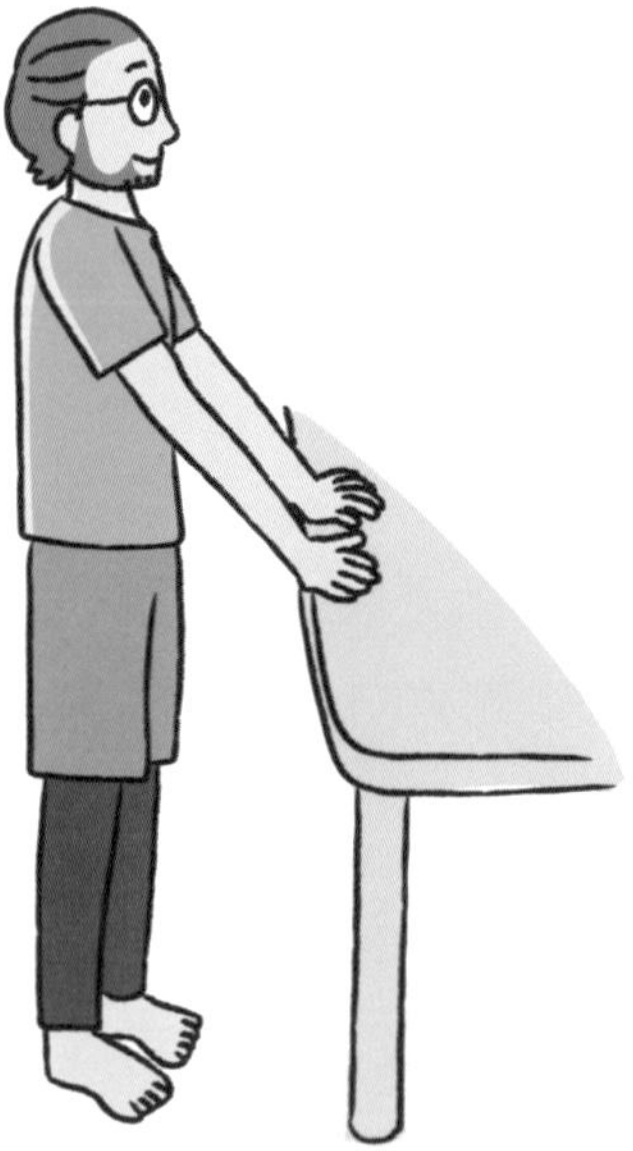

2 背伸びをするようにゆっくりとかかとを上げていき、つま先立ちになる。

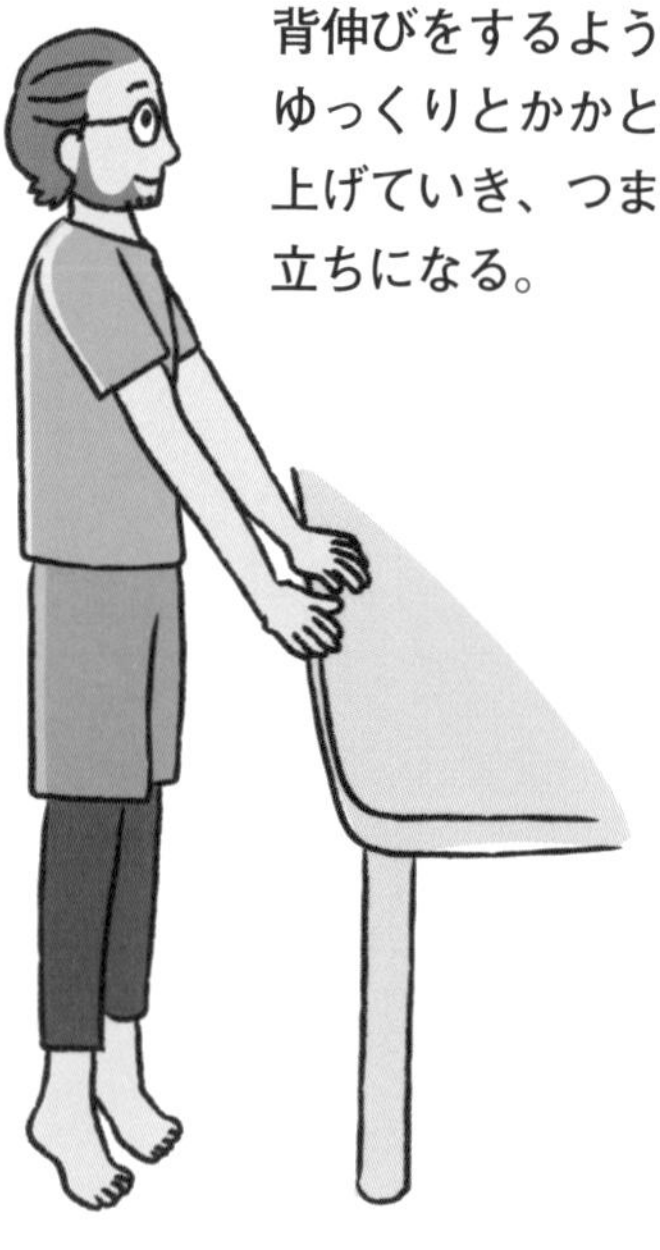

注意！

・フラつかないように、壁やテーブルなどに手をついて体を支えて行う

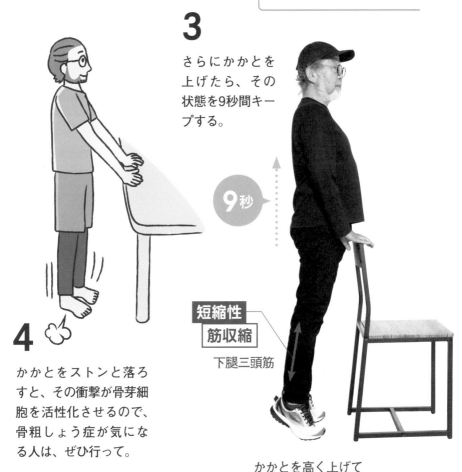

3

さらにかかとを上げたら、その状態を9秒間キープする。

かかとを高く上げて
9秒キープ

4

かかとをストンと落ろすと、その衝撃が骨芽細胞を活性化させるので、骨粗しょう症が気になる人は、ぜひ行って。

「ながら」アイデア

- キッチンで、なべのお湯が沸くのを待ちながら1セット
- 毎日、朝と夜に歯を磨きながら1セットずつ

⑧ 鎌田式 かかと落とし

初級

主な筋肉：下腿三頭筋《かたいさんとうきん》（腓腹筋《ひふくきん》・ヒラメ筋）　すねの前脛骨筋《ぜんけいこつきん》

回数　1セット20秒×5回　1日3セット

「⑦カーフレイズ」に、つま先の上げ下げを加えて、ふくらはぎとすねを一気に鍛えるのが「鎌田式かかと落とし」です。アキレス腱の柔軟性を高め、つまずかない体づくりにつながります。

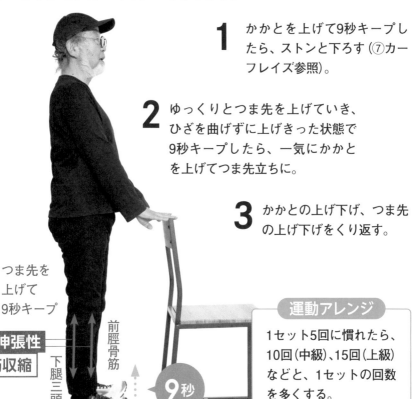

1 かかとを上げて9秒キープしたら、ストンと下ろす（⑦カーフレイズ参照）。

2 ゆっくりとつま先を上げていき、ひざを曲げずに上げきった状態で9秒キープしたら、一気にかかとを上げてつま先立ちに。

3 かかとの上げ下げ、つま先の上げ下げをくり返す。

運動アレンジ

1セット5回に慣れたら、10回（中級）、15回（上級）などと、1セットの回数を多くする。

中級　上級

中級　運動アレンジ

「鎌田式かかと落とし」を段差を利用して行うもの。かかとを浮かせた状態でつま先だけを段の上に乗せ、かかとを深く上げ下げする（各9秒間キープ）。ヒラメ筋の伸張性筋収縮が起こり、より強い筋トレになる。

1 階段の一番下の段や玄関の上がりかまちなど、段差のある場所でかかとをはみ出させた状態で立つ。手すりなどに手を置いて体を支え、足は肩幅に開いて背すじを伸ばす。

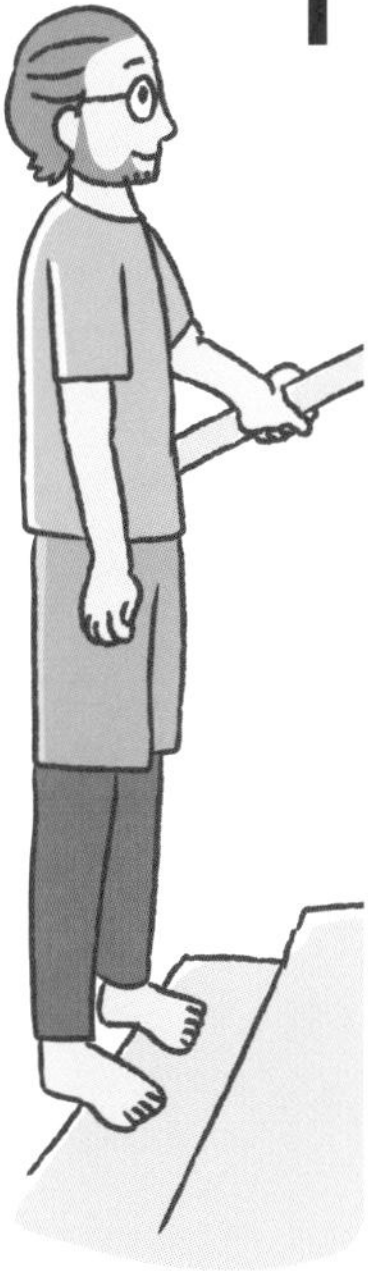

2 背伸びをするようにゆっくりとかかとを上げていき、つま先立ちになる。

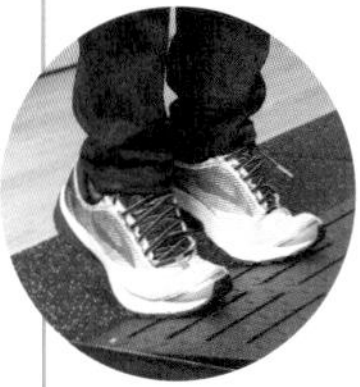

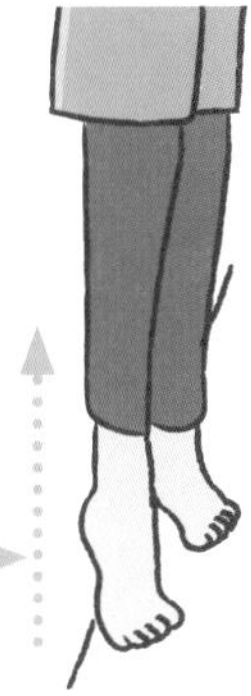

9秒キープ

3 かかとを深く下げる。

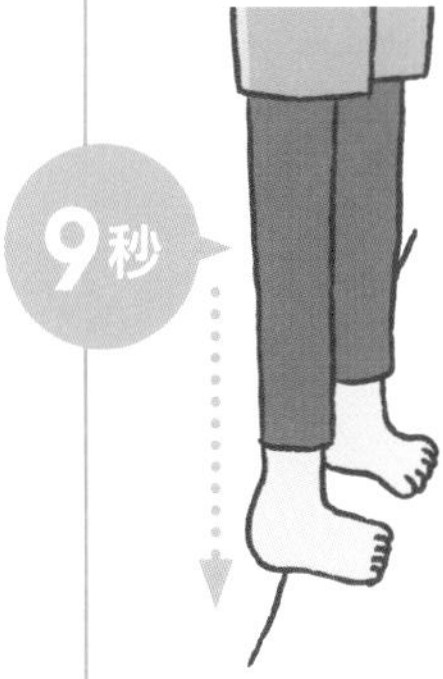

9秒キープ

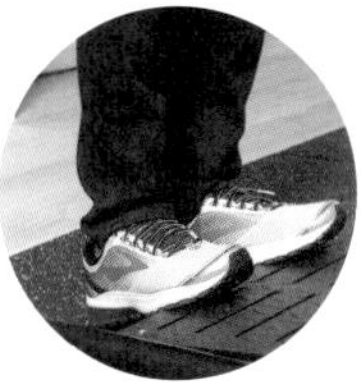

注意！

・転倒しないように、必ず手すりや家具などに手を置き、体をしっかり支えて行う

「ながら」アイデア

※車内が混雑している場合は、停車中でも安全に十分注意しながら行ってください。

- 外出から帰ったら、玄関の上がりかまちで2セット
- 電車やバスが駅に停車したら、つり革につかまり3セット※

9 階段の上り下り

初級

主な筋肉：大腿《だいたい》四《し》頭筋《とうきん》　大臀筋《だいでんきん》　ハムストリングス　腸腰筋《ちょうようきん》

回数　1セット30秒×3回　1日3セット

階段を上るほうがキツく感じますが、筋トレとしての効率がいいのは、大腿四頭筋の伸張性筋収縮となる「階段下り」のほう。骨への刺激も大きいので、骨粗しょう症の予防にもなります。

階段上り

階段上りは、太ももの裏側のハムストリングスと大臀筋の短縮性筋収縮運動になります。心肺機能が鍛えられますが、シニアの運動としてはキツいので、階段下りのほうがおすすめ。

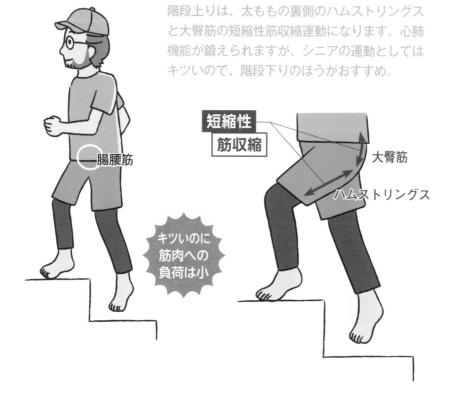

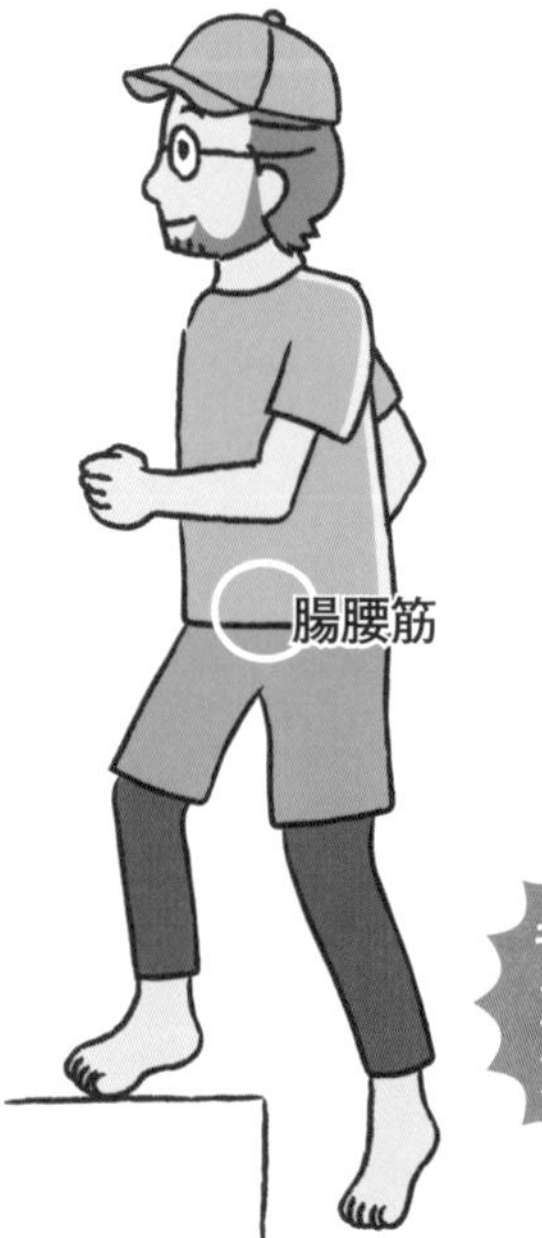

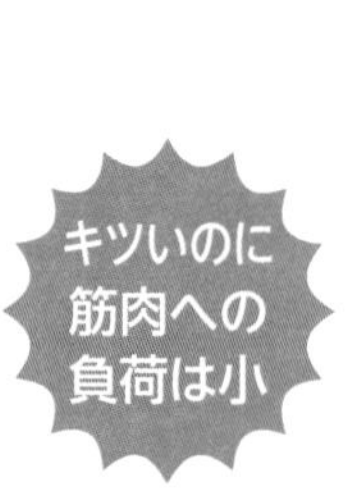
キツいのに
筋肉への
負荷は小

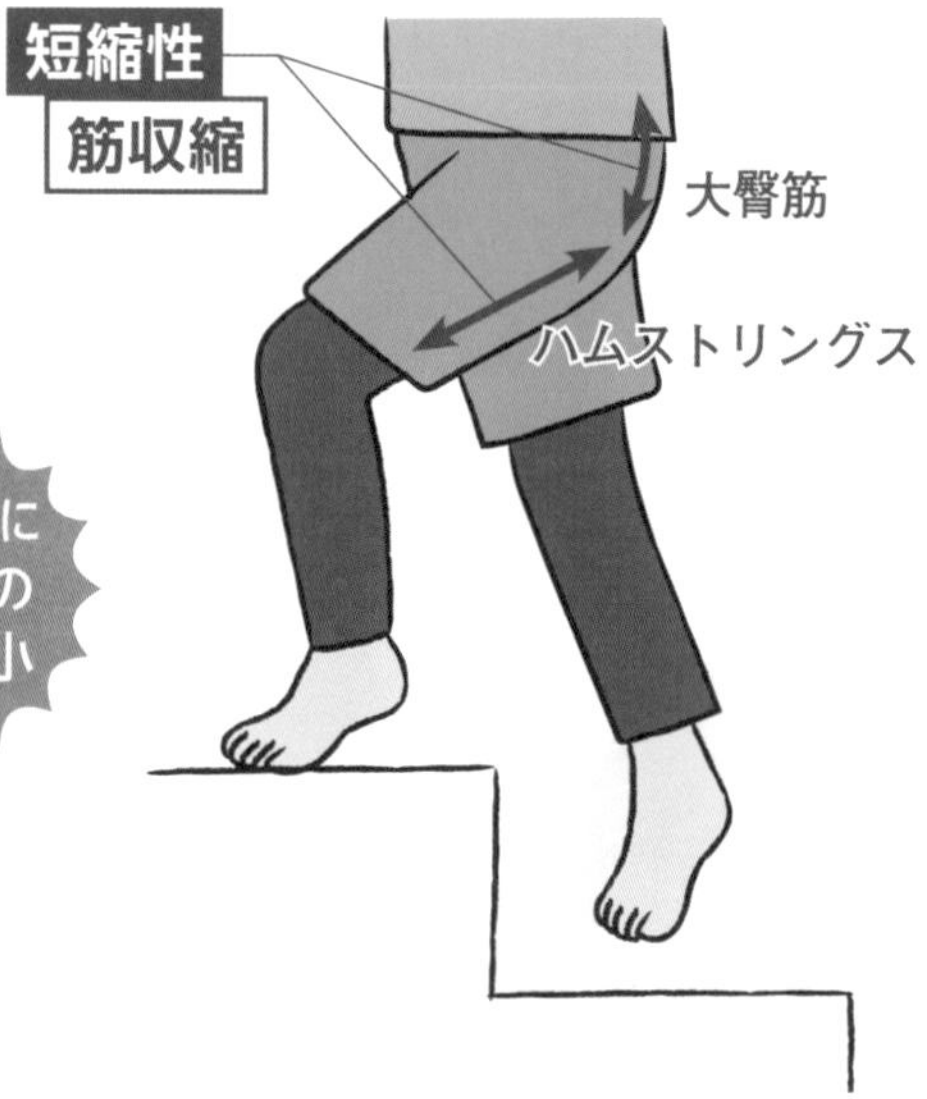
短縮性
筋収縮
大臀筋
ハムストリングス

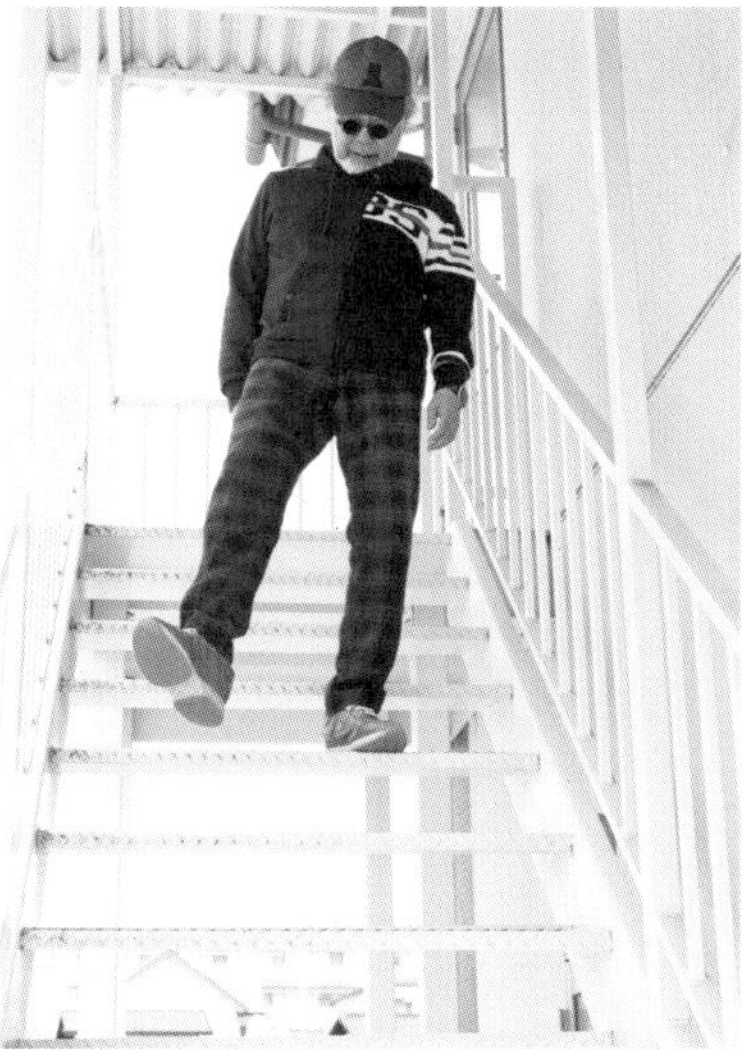

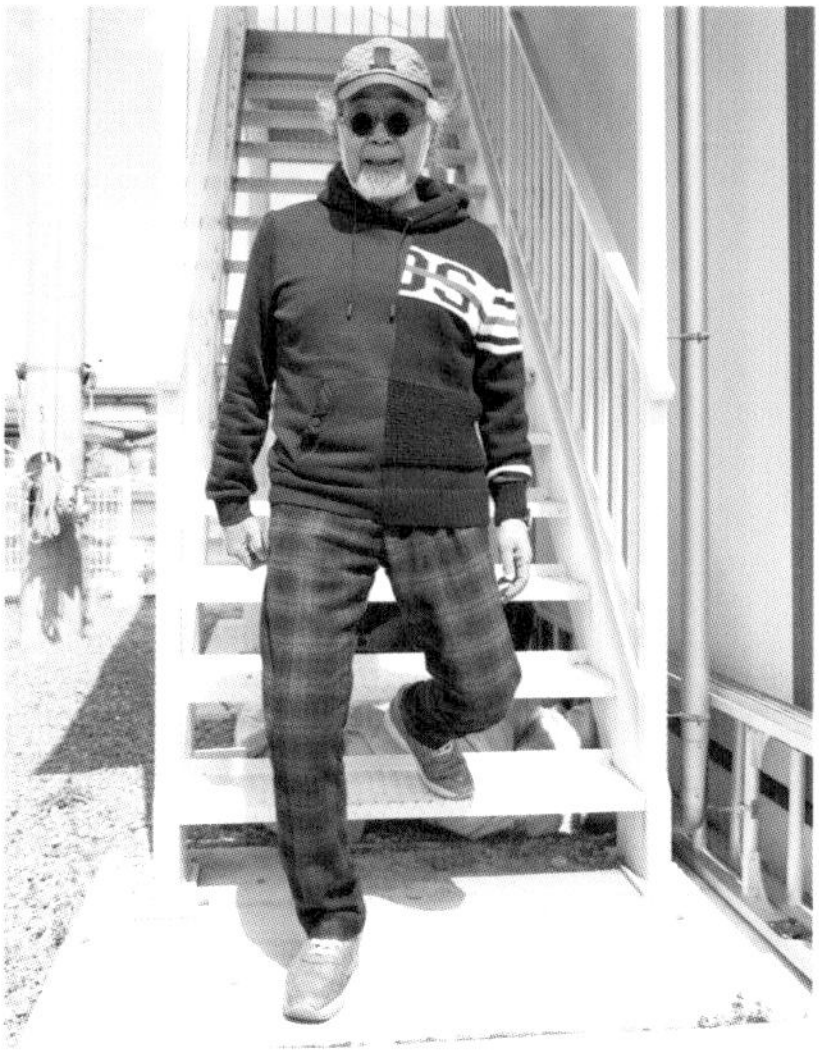

階段下り

効率的な筋トレを目指すなら、大腿四頭筋の伸張性筋収縮となる階段下りを行うのが正解です。外出先では、上りはエレベーターを使い、下りは階段を使うという手も。

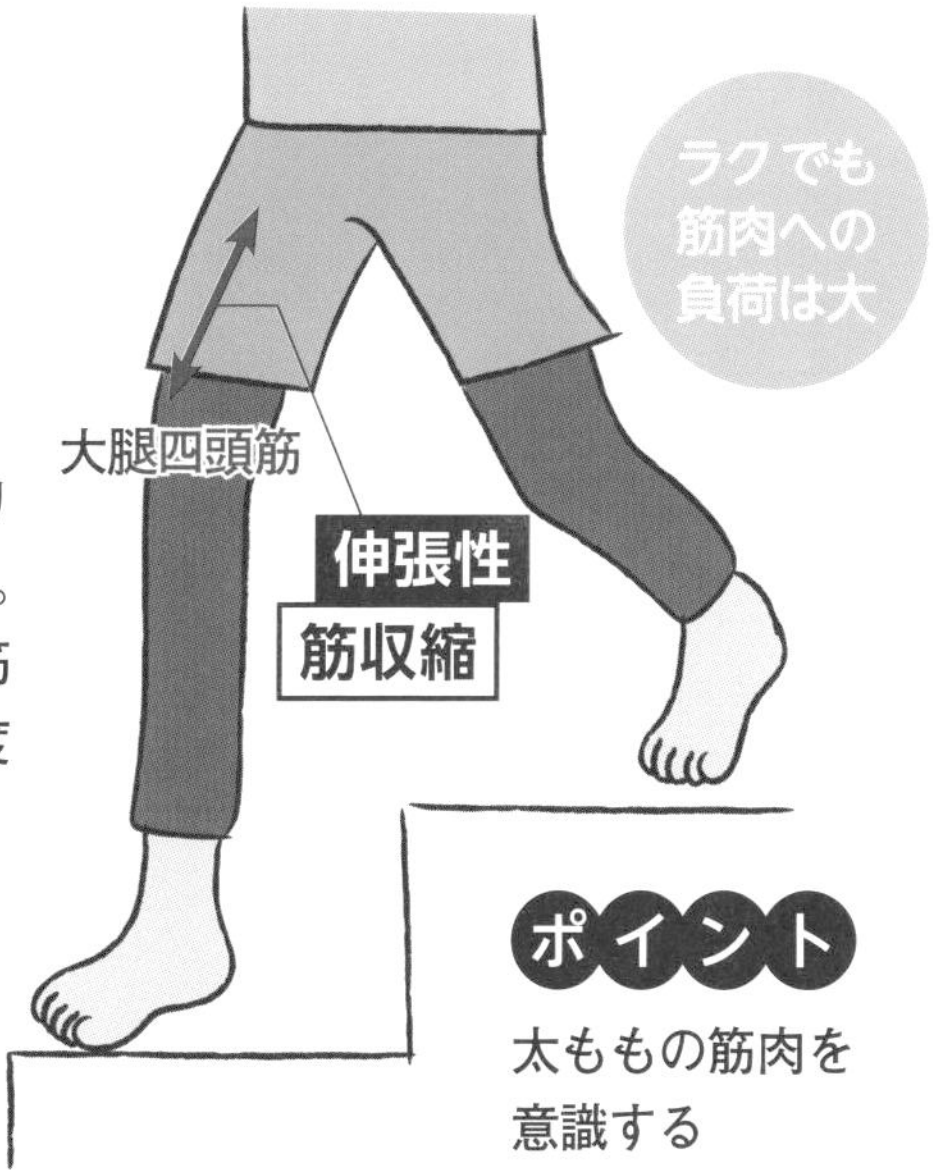

足もとをしっかり見て、手すりや壁に手をつくなど気をつける。ひざを軽く曲げて、太ももの筋肉を意識しながら1秒に1段程度のペースで階段を下りる。

ポイント

太ももの筋肉を意識する

注意！

- ひざを伸ばして下りると、ひざ痛を招きやすい
- 転びやすいので、手すりをしっかりと持つとよい

上りよりも下りがラク「階段下りで筋トレ」

階段の上りと下り、筋トレ効果の高いのはどちらだと思いますか？　上りのほうがハアハアと息が切れるし、足を持ち上げるのがしんどく感じます。ところが、筋力アップの効果の面から見れば、意外にも階段下りのほうが優れています。

階段上りは、太もも前側にある大腿四頭筋の短縮性筋収縮運動です。股関節を伸ばすお尻の大臀筋《だいでんきん》と太ももの裏側のハムストリングスなどが強化されますが、複数の筋肉を使うため、筋力アップの効果は分散されてしまいます。

階段上りは、心肺機能の強化の面では、優れた運動です。運動部などの練習の一環として、神社の階段を駆け上がる「階段ダッシュ」を見たことがある人もいるでしょう。あれは、心肺機能を高めて、持久力を強化しているのです。

階段下りで、筋トレ効果+骨粗しょう症予防

一方、階段下りは太ももの大腿四頭筋を強化します。大腿四頭筋で体を支えるた

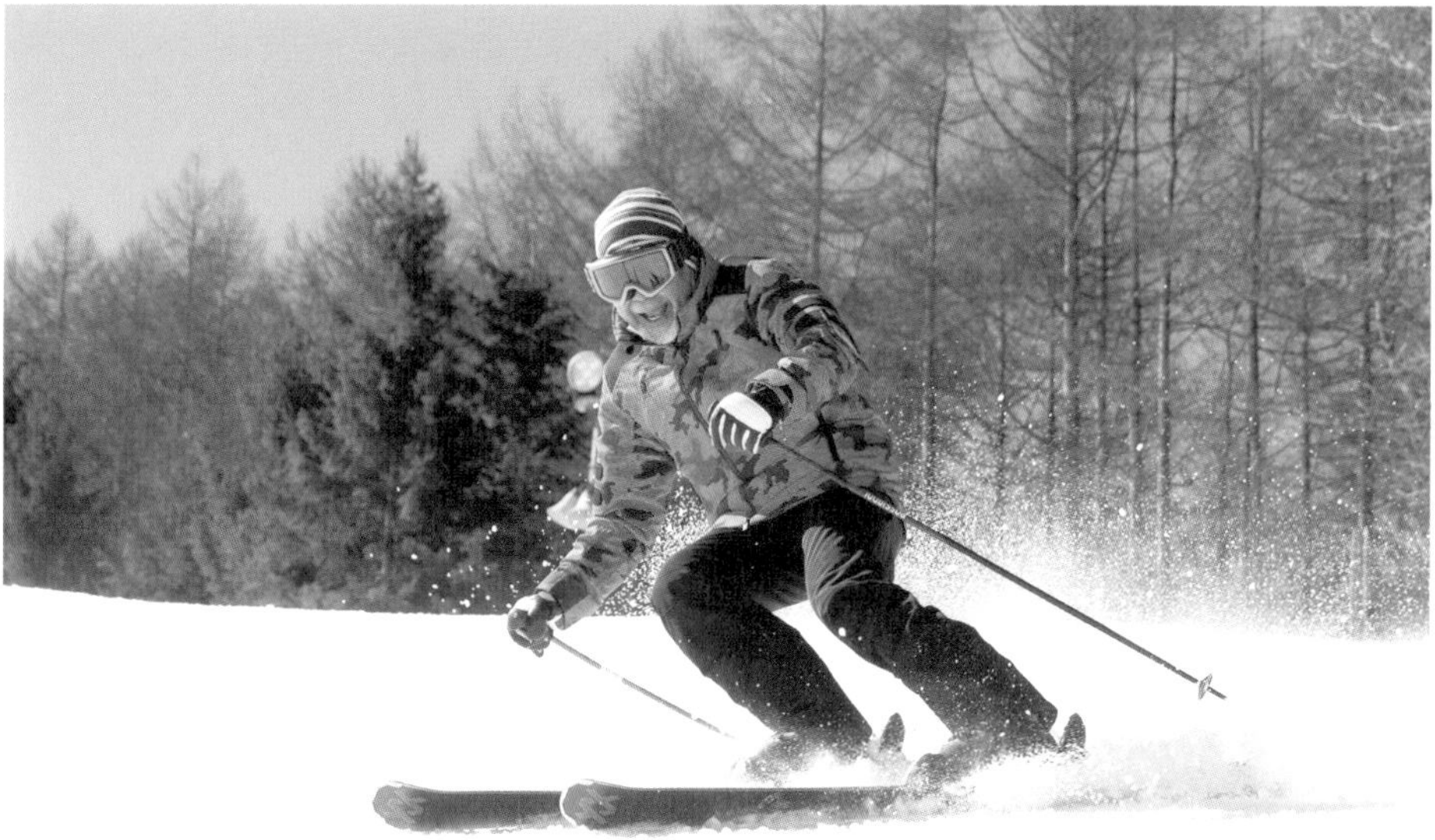

め、大腿四頭筋により大きな負荷がかかり、筋力アップの効果が現れやすくなります。

階段下りでは骨に刺激が加わるので、骨強度が高まって骨粗しょう症の予防にもなります。ただし、下りは目から足を踏み出す階段までの距離が遠いので、足を滑らせて転倒する危険が高くなります。手すりを持って行うなどの注意が必要です。

階段下りではもの足りない人は、負荷を高めて行うといいでしょう。

プロスキーヤーの三浦雄一郎さんは、85歳のときに出演したＮＨＫの番組で、片足約４kg（両足で約８kg）、背中に15～20kgの重りをつけてトレーニングしていると語っています。番組で三浦さんの筋肉量を調べたところ、50代の人と比べて2割以上も多いという結果が出ました。

僕も、伸張性筋収縮運動の効果を高めるために、スキー靴をはいて足の重さを増やして、階段下りを行っています。登山靴を持っている人は、登山靴をはいて階段下りや坂道下りを行ってもいいでしょう。ペットボトルを持ったり、米などを入れたリュックを背負ったりして、負荷を増やして行ってください。

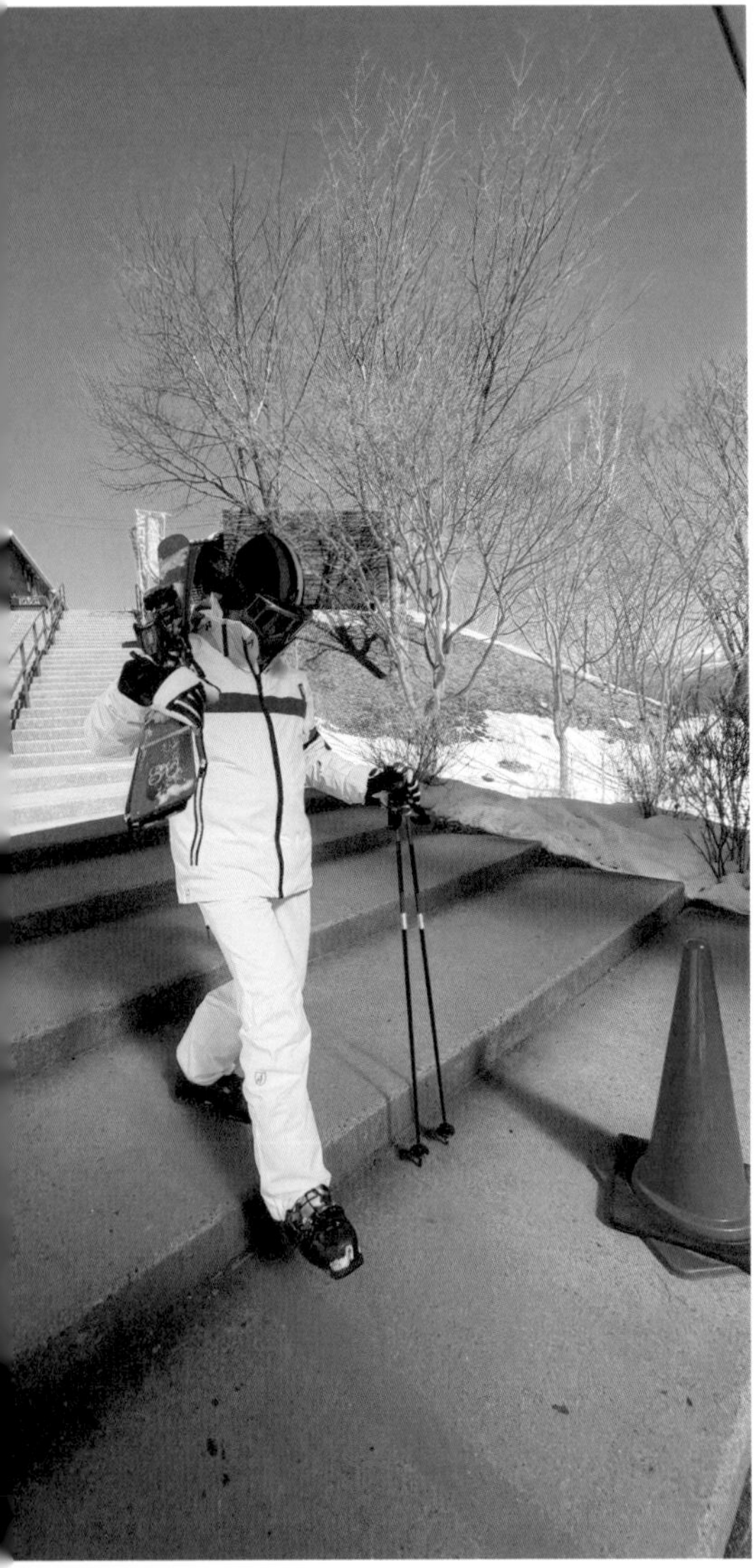

階段は上りより下りるときのほうが、伸張性筋収縮が起こるので、効率よく大腿四頭筋（太ももの筋肉）を鍛えられます。

第2章

体幹を鍛える伸張性筋収縮運動

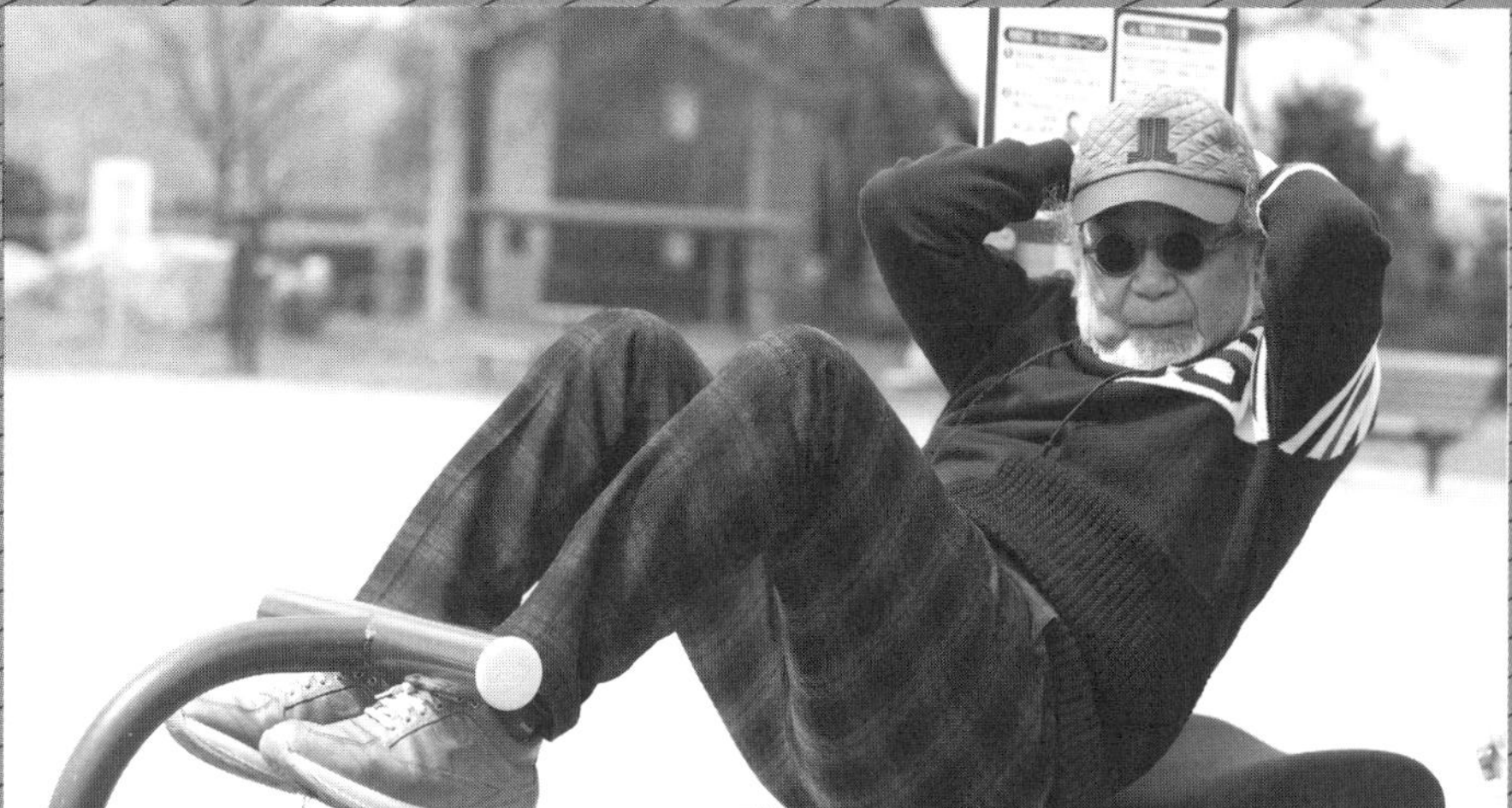

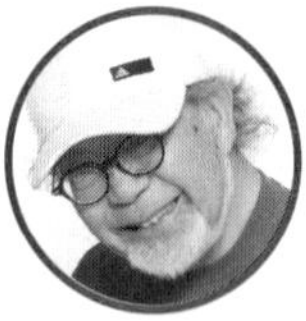

健康と若々しさの鍵を握る

体幹の4つの筋力をアップ

「体幹」とは頭と手足を除いた胴体のことをいいます。体幹には、心臓や肺、胃や腸など、どれ一つをとっても生きるのに欠かせない内臓が詰まっています。

体幹の筋肉は、大きく胸・おなか・背中・お尻の筋肉に分けられます。

胸の「大胸筋《だいきょうきん》」は、腕や肩を動かす際に使われるほか、呼吸を助けています。大胸筋が弱くなって呼吸が浅くなると、脳や内臓などに新鮮な酸素が運ばれなくなって機能が低下し、認知症や内臓疾患のリスクが高まります。

おなかには、前面に「腹直筋《ふくちょくきん》」、わき腹に「腹斜筋《ふくしゃきん》」「腹横筋《ふくおうきん》（内腹斜筋のさらに内側）」があり、さらには「腸腰筋《ちょうようきん》」や「骨盤底筋《こつばんていきん》群」などのインナーマッスル（深層筋）が内臓を守り支えて、正しい位置に保っています。これらの筋肉が弱ると内臓が垂れ下がり、下腹がポッコリと出っぱったり、膀胱《ぼうこう》を圧迫して頻尿《ひんにょう》を招いたりするのです。

主な筋肉

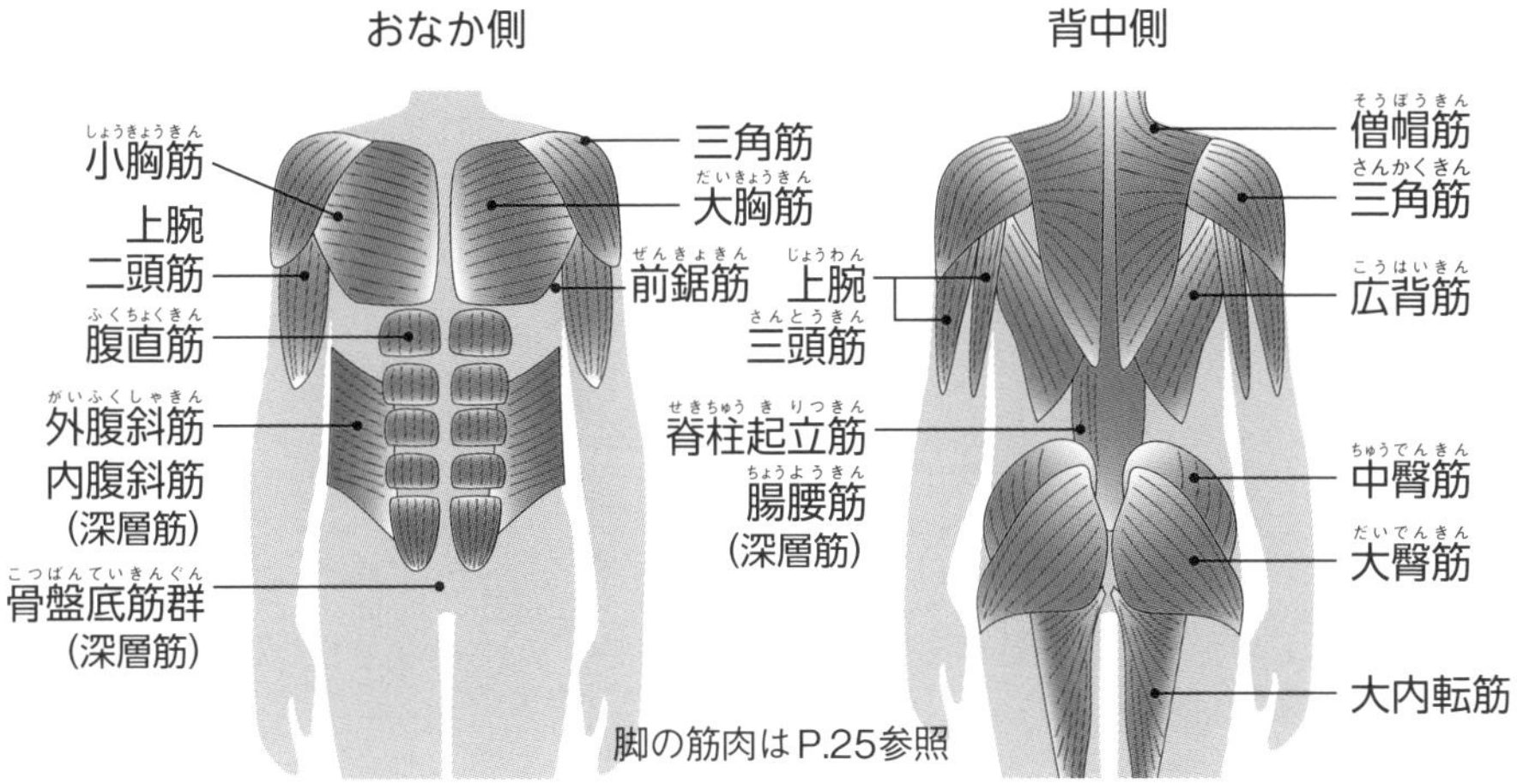

1日のトレーニングメニューの例

同じ運動が
続かないように

A～**D**グループから1つずつ選んで行う

Aグループ

① 壁立てふせ
② ひざ立ち腕立てふせ
③ ダンベルフライ
④ プルオーバー

Bグループ

⑤ ダンベルサイドレイズ
⑥ ワンハンドローイング
⑭ ライイングサイドレイズ

Cグループ

⑨ チェアクランチ
⑩ おなか伸ばし腹筋
⑪ のけぞり腹筋
⑫ レッグレイズ

Dグループ

⑦ 寝たままレッグツイスト
⑧ ひざ伸ばしレッグツイスト
⑬ ヒップアブダクション

※①～⑭の数字は、P.54～のトレーニングの数字に対応しています。

おなかと背中の筋力が若々しさの秘訣

背中には、「僧帽筋《そうぼうきん》」「広背筋《こうはいきん》」「脊柱起立筋《せきちゅうきりつきん》」などの筋肉が背骨を支えて、グラついたり転んだりしないように上体のバランスを取り、正しい姿勢を保つ役目を担っています。この背中の筋肉が弱ってくると、背骨をまっすぐに保てなくなってネコ背になったり、腰痛が起こったりします。背すじがスッと伸びた若々しい姿勢を保つには、背中の筋力が欠かせないのです。

お尻には「大臀筋《だいでんきん》」や「中臀筋《ちゅうでんきん》」があり、股関節の動きに大きくかかわり、太ももの筋肉と連動して骨盤を支え、正しい姿勢で歩く動作を補助しています。

体幹の筋トレは、寝起き・寝る前の習慣にする

本誌で紹介している筋トレのうち、体幹の筋肉を鍛えるトレーニングは、横になった姿勢で行うものが多くあります。朝起きたときや夜寝る前に、ふとんの上で行う習慣にすると続けやすいでしょう。ソファや畳の上で寝転んでテレビを見ている人は、コマーシャルの間に行うようにしてください。

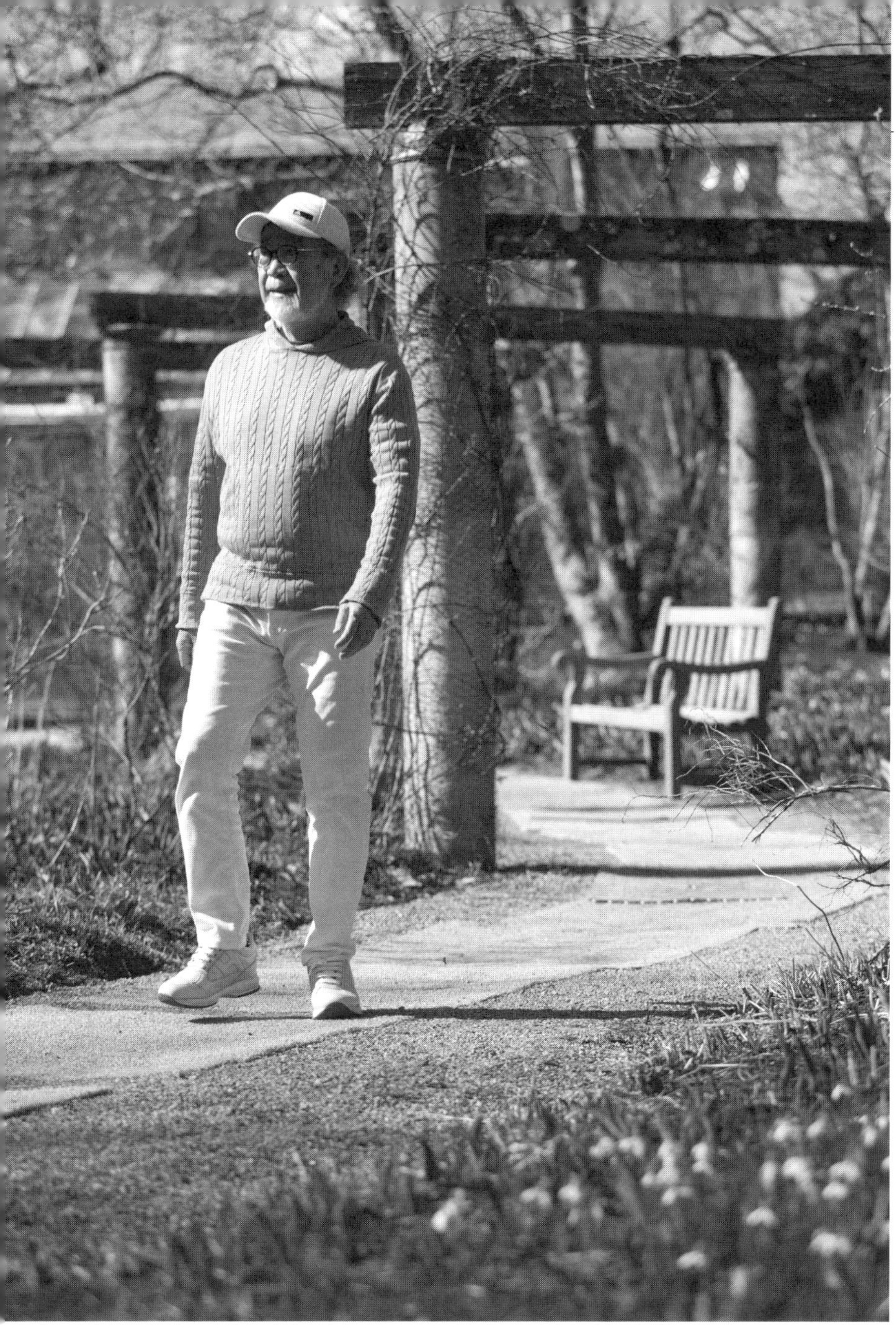

季節の移り変わりを感じながらウォーキング。その途中、屋外のベンチなどを利用した「伸張性筋収縮」運動をぜひ取り入れてみてください。

① 壁立てふせ

初級

主な筋肉：大胸筋《だいきょうきん》　上腕三頭筋《じょうわんさんとうきん》　三角筋《さんかくきん》（前部）

回数　1セット**10**秒×**3**回　1日**3**セット

「腕立てふせはキツい」と感じる人は、まずは「壁立てふせ」からトライ！屋外でも思いついたらいつでも手軽にできます。手の向きは、逆ハの字がもっとも簡単で、慣れてきたらほかの向きも試してみましょう。

1 壁から大きく1歩（70㎝ほど）離れて立ち、両手を肩の高さに上げ、手のひらが逆ハの字（指先が外向き）になるように壁に手をつく。壁から70㎝以上離れて行うと、より効果的です。

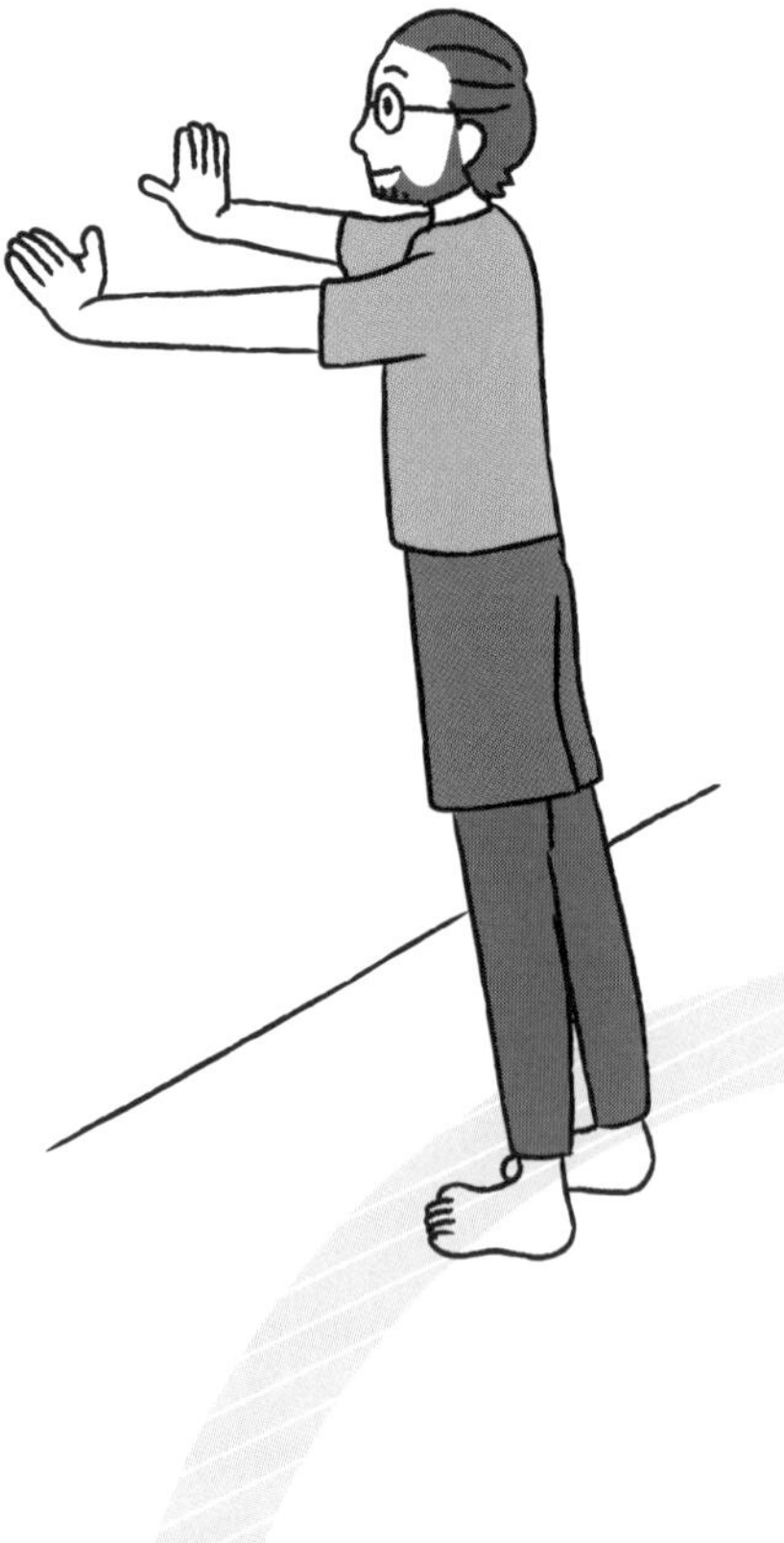

運動アレンジ

手のひらの向きで効果が異なる

壁につく手のひらの向きによって、鍛えられる筋肉が異なる。「逆ハの字」に手をついた場合は主に大胸筋、「ハの字」の場合は主に上腕二頭筋、「垂直」の場合は、まんべんなく筋肉に負荷がかかる。できれば、この3通りを行うようにする。

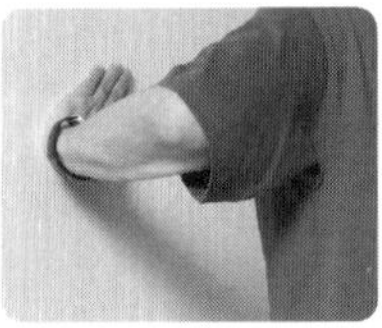

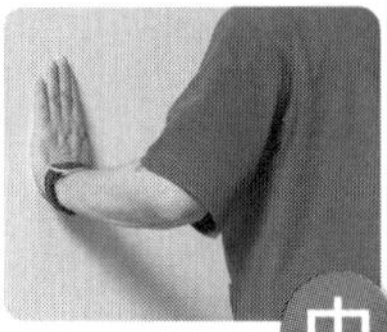

中級

2 背すじを伸ばしたまま、ひじを曲げて8秒かけて胸を壁に近づける。胸の筋肉を横に広げるイメージで行って。

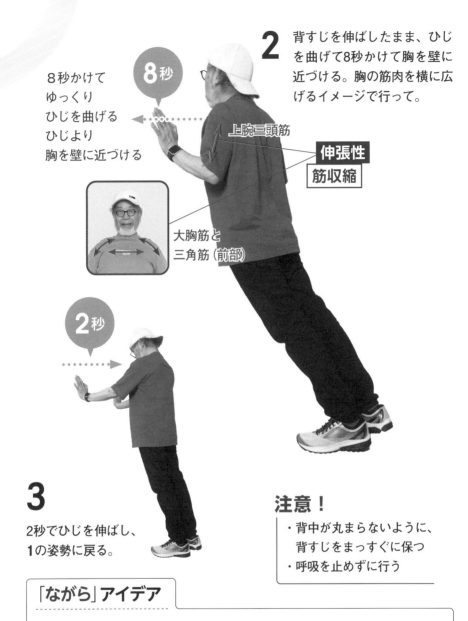

８秒かけて
ゆっくり
ひじを曲げる
ひじより
胸を壁に近づける

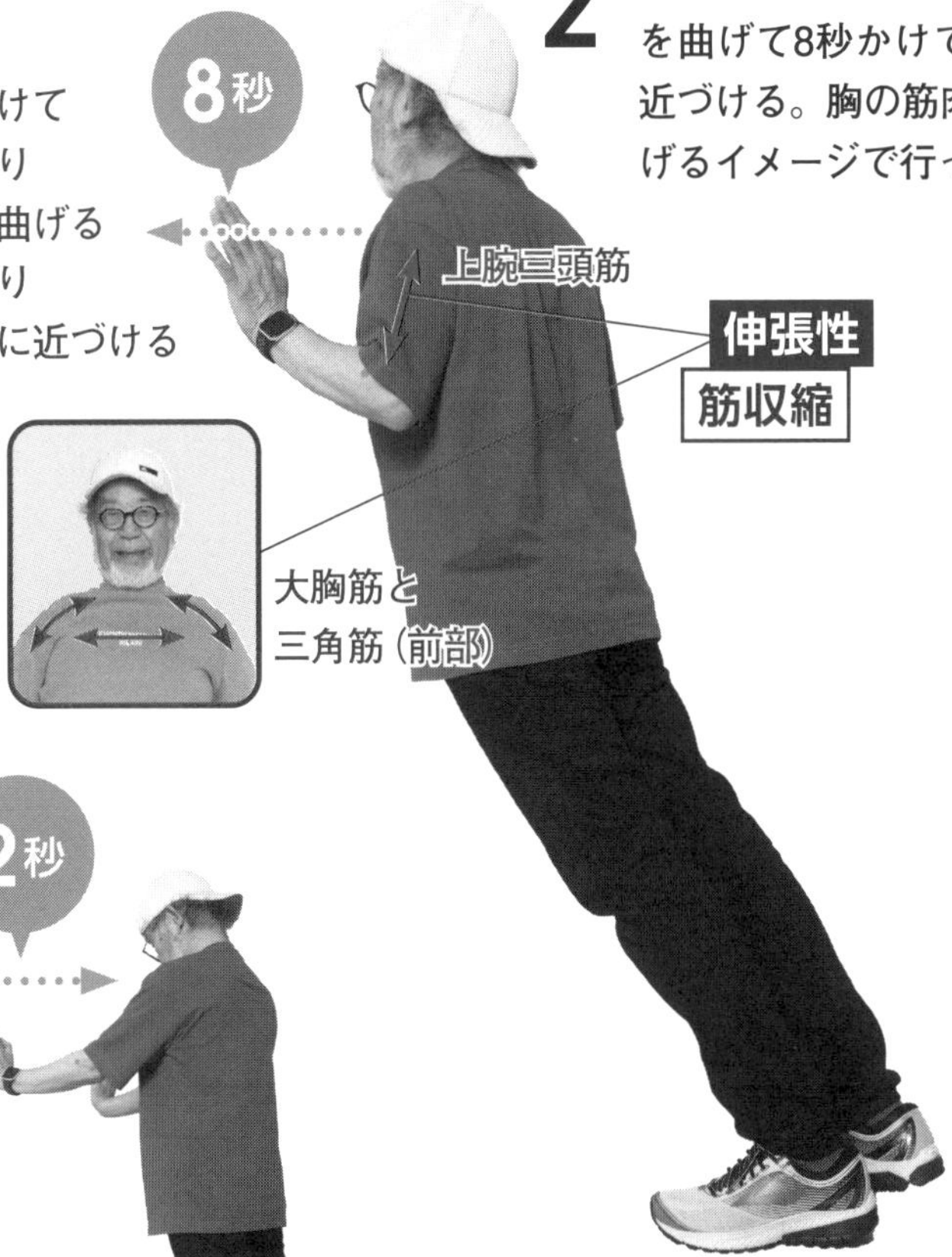

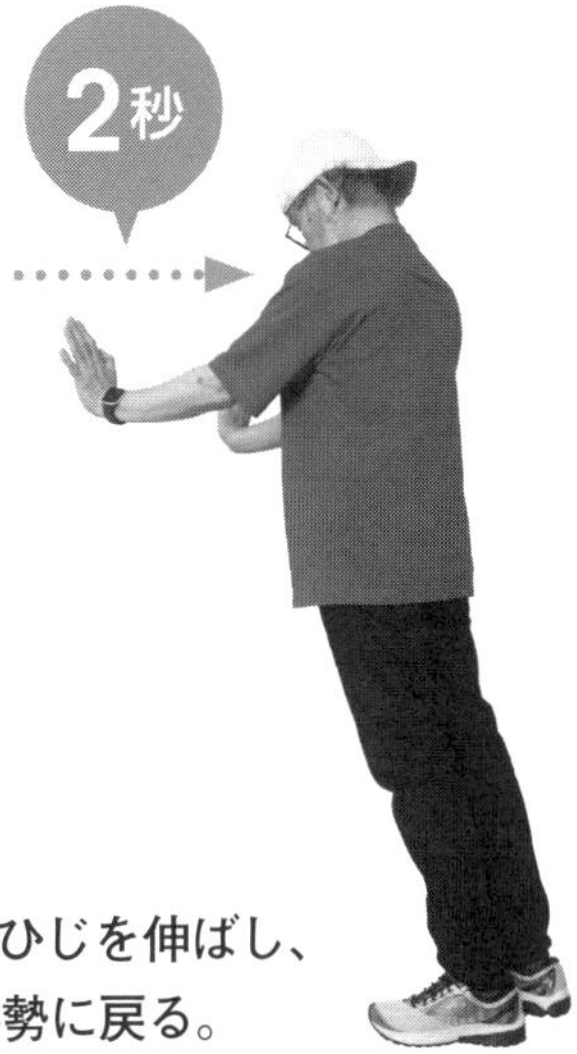

3

2秒でひじを伸ばし、
1の姿勢に戻る。

注意！

・背中が丸まらないように、
　背すじをまっすぐに保つ
・呼吸を止めずに行う

「ながら」アイデア

- 散歩の途中、休憩のついでに木に手をついて1セット
- キッチンで、なべのお湯が沸くのを待ちながら1セット
- 洗面所で、顔を洗うついでに壁に手をつき1セット

② ひざ立ち腕立てふせ

中級

主な筋肉：大胸筋《だいきょうきん》　上腕三頭筋《じょうわんさんとうきん》　三角筋《さんかくきん》（前部）

回数：1セット10秒×3回　1日3セット

「ひざ立ち腕立てふせ」は、上半身の体重がかかる分、「壁立てふせ」より運動がキツくなります。1セット3回がラクに行えるようになったら5～10回に段階的に増やしていきましょう。胸筋がつくと立ち姿がかっこよくなります。

運動アレンジ

「①壁立てふせ」と同様、こちらも手をついたときの向きで、鍛えられる筋肉が異なる。

1 うつぶせになり、ひじを曲げて肩幅よりやや広い位置に手をつく。

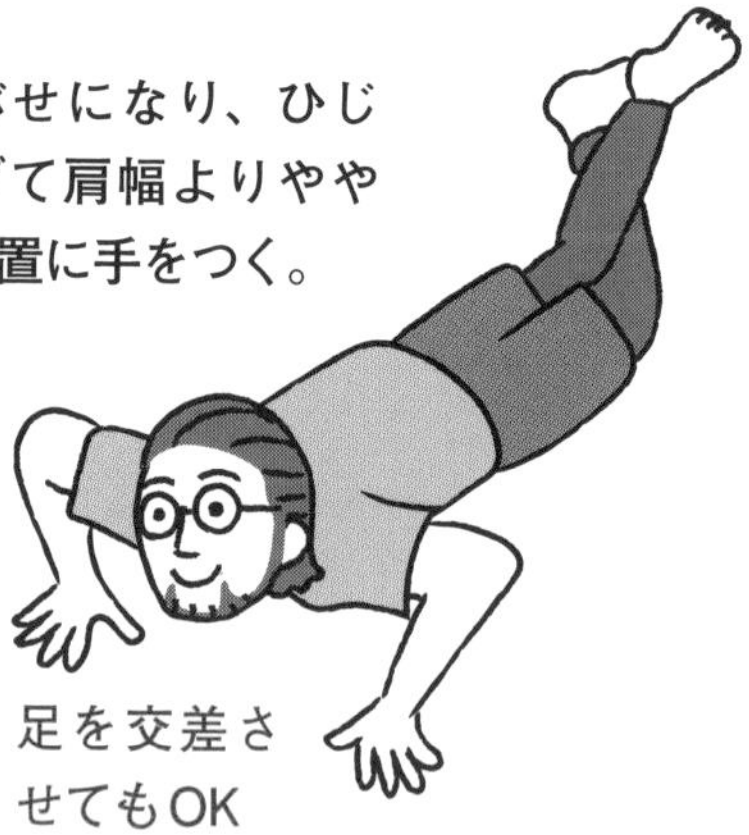

足を交差させてもOK

最初は腰を曲げてよい

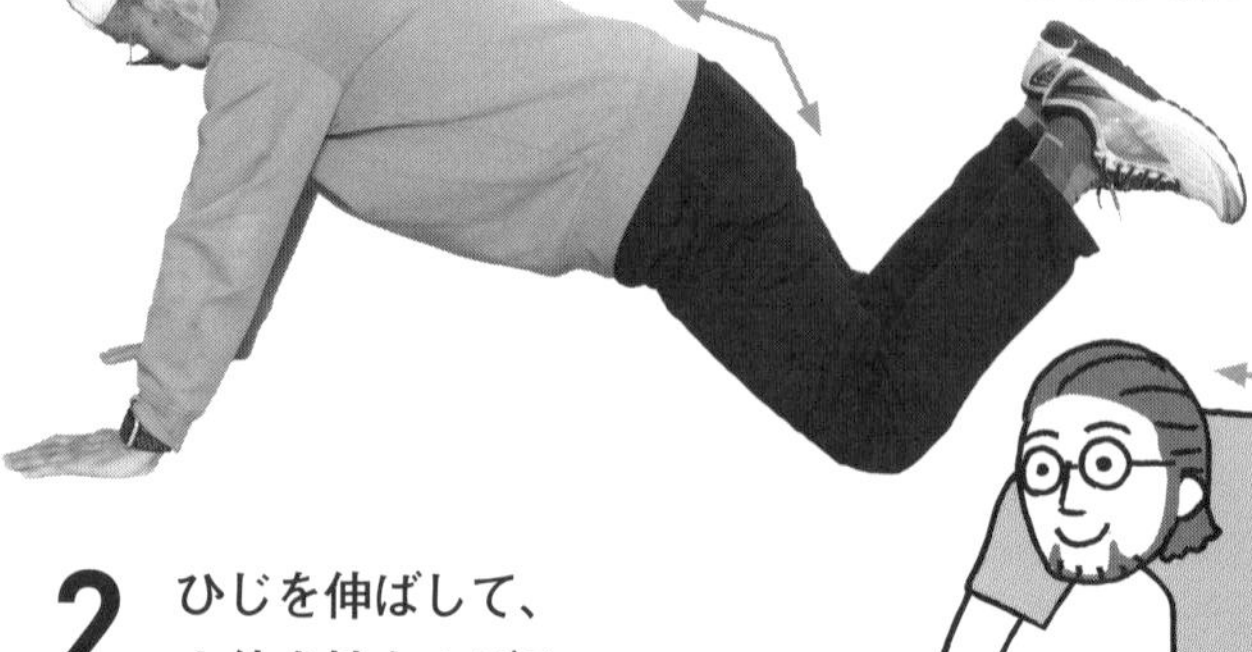

背中から腰までまっすぐにすると上級レベル

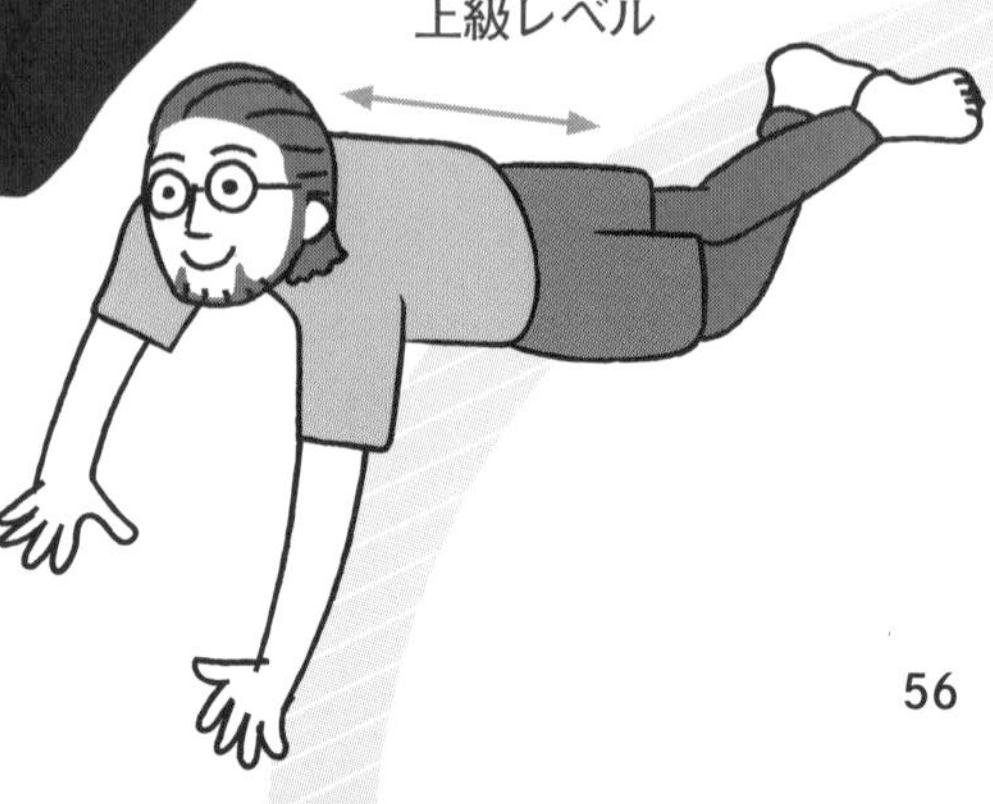

2 ひじを伸ばして、上体を持ち上げる。

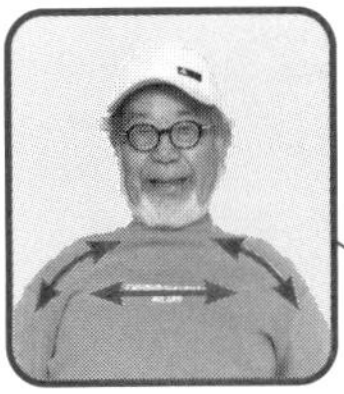

3 背すじを伸ばしたまま、ひじを曲げて8秒かけて胸を床に近づける。

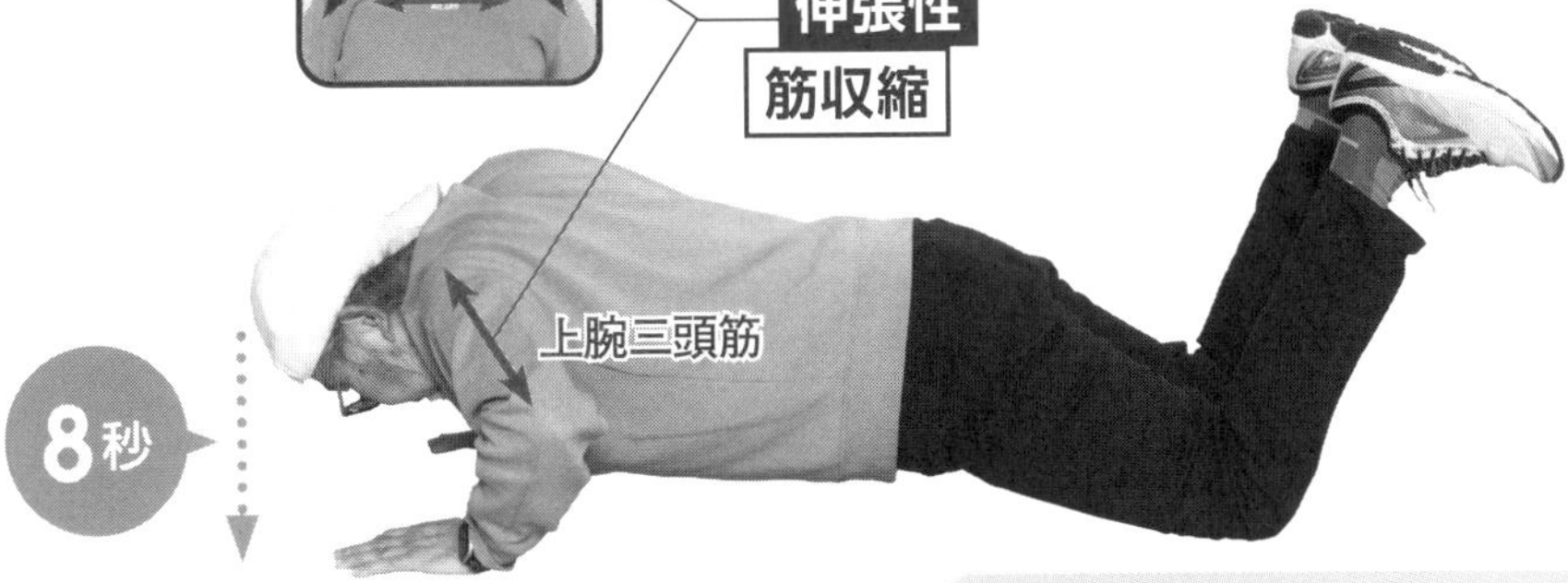

ひじより胸を床に近づける

注意！

・背中が丸まらないように、背すじをまっすぐに保つ
・頭が落ちすぎないように意識する
・胸筋を緊張させる
・呼吸を止めずに行う

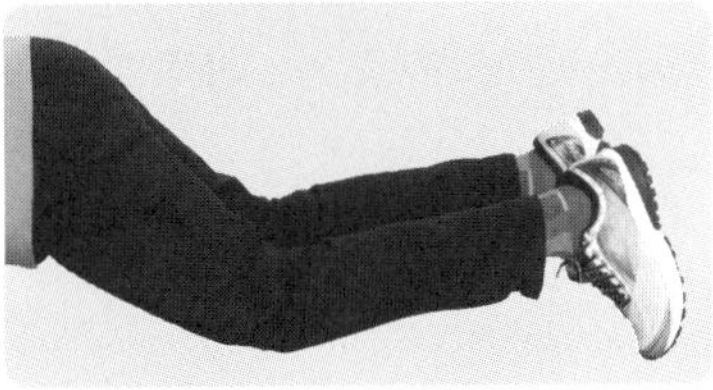

キツイ場合は、足のつま先を地面につけて行う

4 腕に力を入れ、2秒でひじを伸ばして上体を持ち上げる。

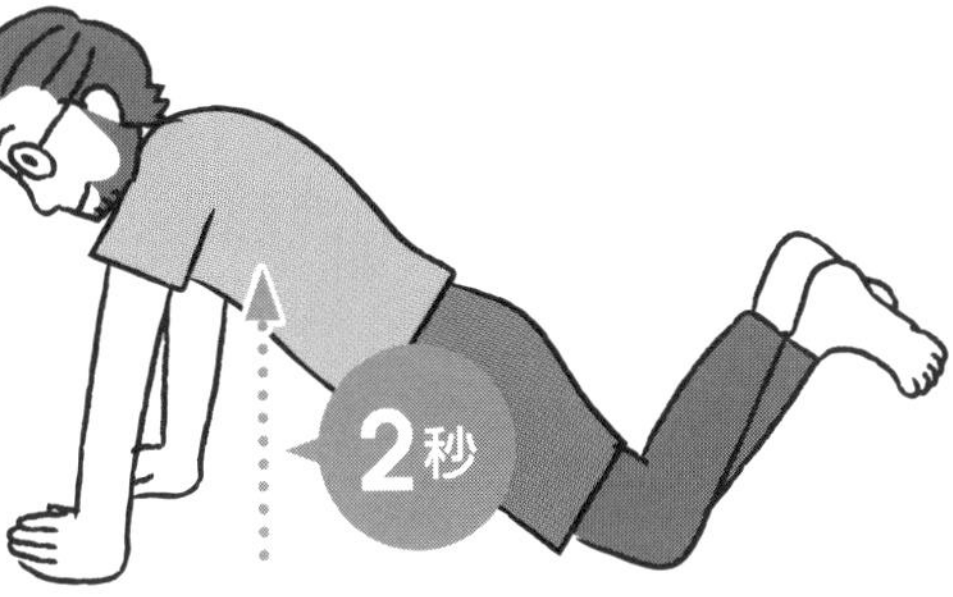

「ながら」アイデア

● 日中にヒマなあまりつい床やソファに寝転んだら1セット

※「壁立てふせ」をやった翌日は、「ひざ立ち腕立てふせ」をやるなど、毎日同じ運動が続かないように行う。

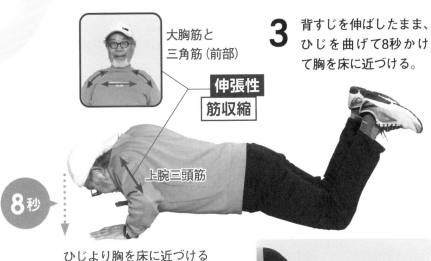

③ ダンベルフライ
あおむけに寝て腕の上げ下げ

初級

主な筋肉：大胸筋《だいきょうきん》　三角筋《さんかくきん》（前部）

回数　1セット**10**秒×**3**回　1日**3**セット

あおむけに寝て、手に1本ずつペットボトルを持ち上げたら、胸を開きながらひじの曲げ伸ばしを行います。ベンチの上で行えば、しっかり胸の筋肉が伸ばせて、効果がさらにアップ。ボディラインが美しくなります。

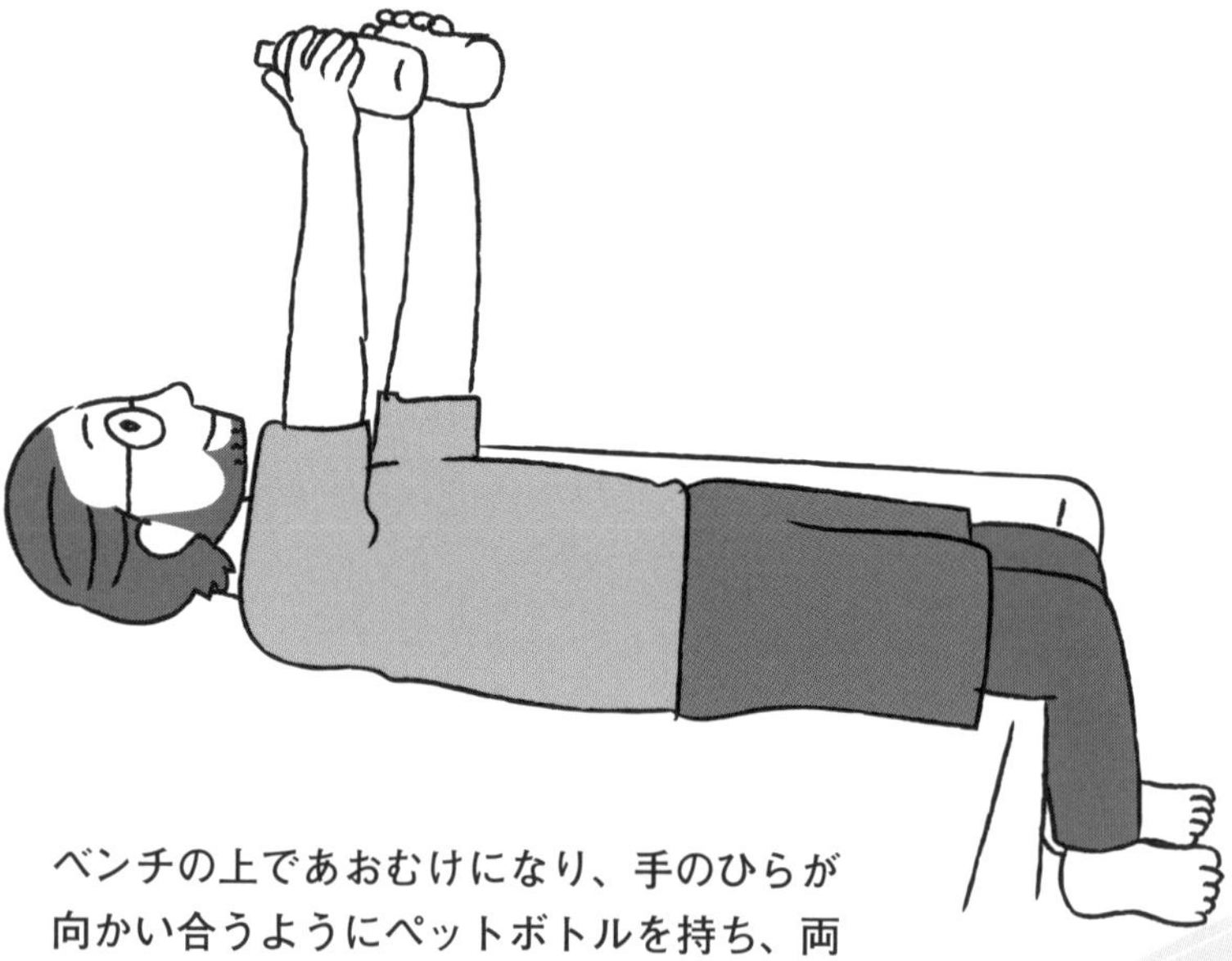

1　ベンチの上であおむけになり、手のひらが向かい合うようにペットボトルを持ち、両腕を真上（天井方向）に伸ばす。

※ベンチがないときは、あおむけに寝て、クッションや2つ折りにした座布団を背中の下に敷く。ベッドの端に腰かけて、上半身をあおむけに寝かせて行ってもよい。

2 ひじを曲げ、腕を開きながらペットボトルを8秒かけて下ろし、十分に胸を開く。

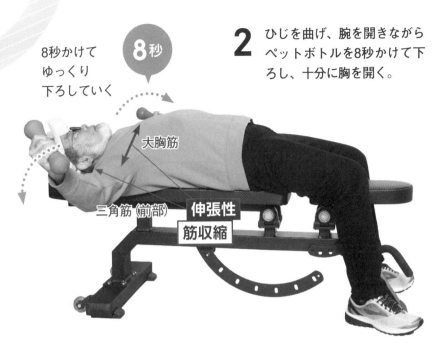

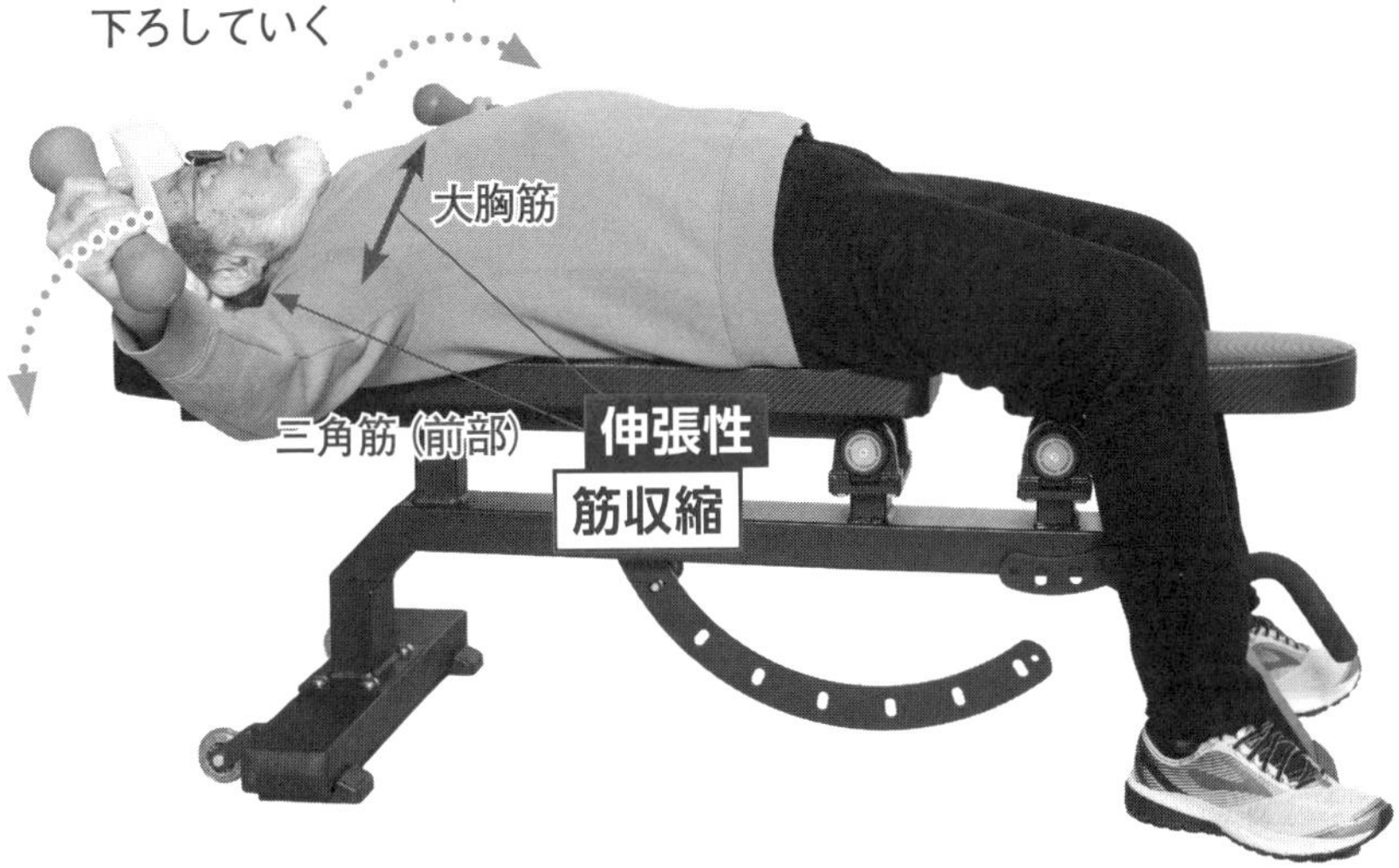
8秒かけて
ゆっくり
下ろしていく
8秒
大胸筋
三角筋（前部）
伸張性
筋収縮

注意！

・腕は真下ではなく、左右に開きながら下ろす

3

下ろした腕を2秒で再び真上に上げて、**1**の姿勢に戻る。

運動アレンジ

ベンチの上であおむけになるところまでは同様で、ペットボトルをハの字になるようにして持ち、上げた腕を真下に下ろすと「ダンベルプレス」と呼ばれる運動になる。

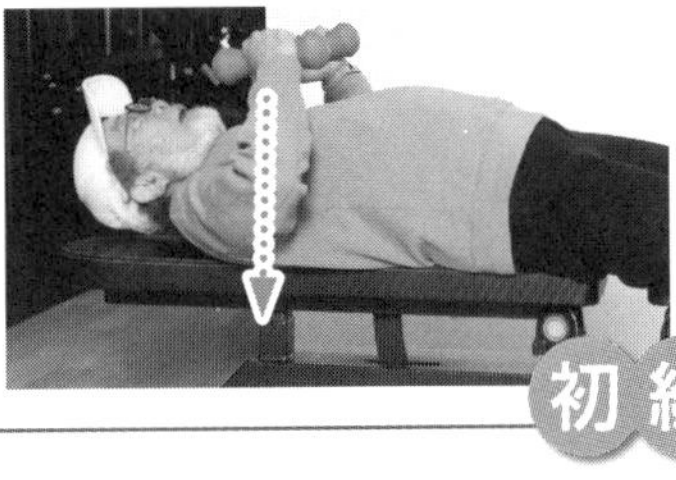

初級

「ながら」アイデア

●朝起きたときと夜寝る前にふとんの上で1～2セットずつ

4 プルオーバー
ひじを伸ばして腕の上げ下げ

初級

主な筋肉：広背筋《こうはいきん》　小胸筋《しょうきょうきん》（外腹斜筋《がいふくしゃきん》・前鋸筋《ぜんきょきん》にも効く）

回数　1セット**10**秒×**3**回　1日**3**セット

あおむけに寝て、1本のペットボトルを両手で握って、ひじを伸ばしたまま、ペットボトルを頭上から後ろの床に近づけます。胸の筋肉だけではなく、脇の下の前鋸筋から外腹斜筋にかけて、さらに背中の筋トレにつながります。

※ベンチがないときは、床にあおむけに寝て、クッションや2つ折りにした座布団を背中の下に敷く。ベッドの端に腰かけて、上半身をあおむけに寝かせて行ってもよい。

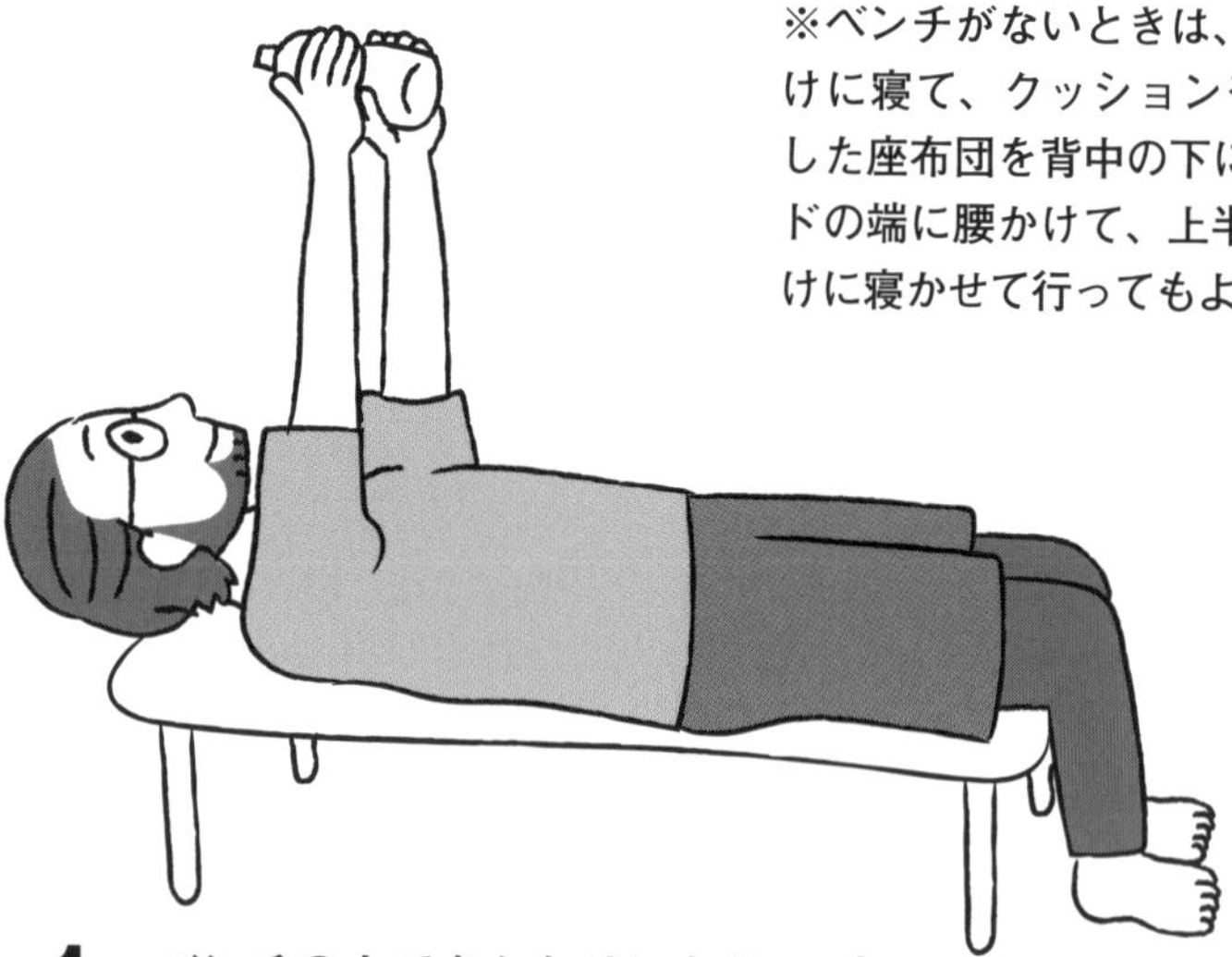

1　ベンチの上であおむけになり、1本のペットボトルを両手で握り、両腕を真上（天井方向）に伸ばす。

注意！

・ペットボトルを顔の上に落とさないよう、しっかり握って行う

2

できるだけひじを伸ばしたまま、ペットボトルを真上から8秒かけてゆっくりと頭の後ろへ下ろしていきます。

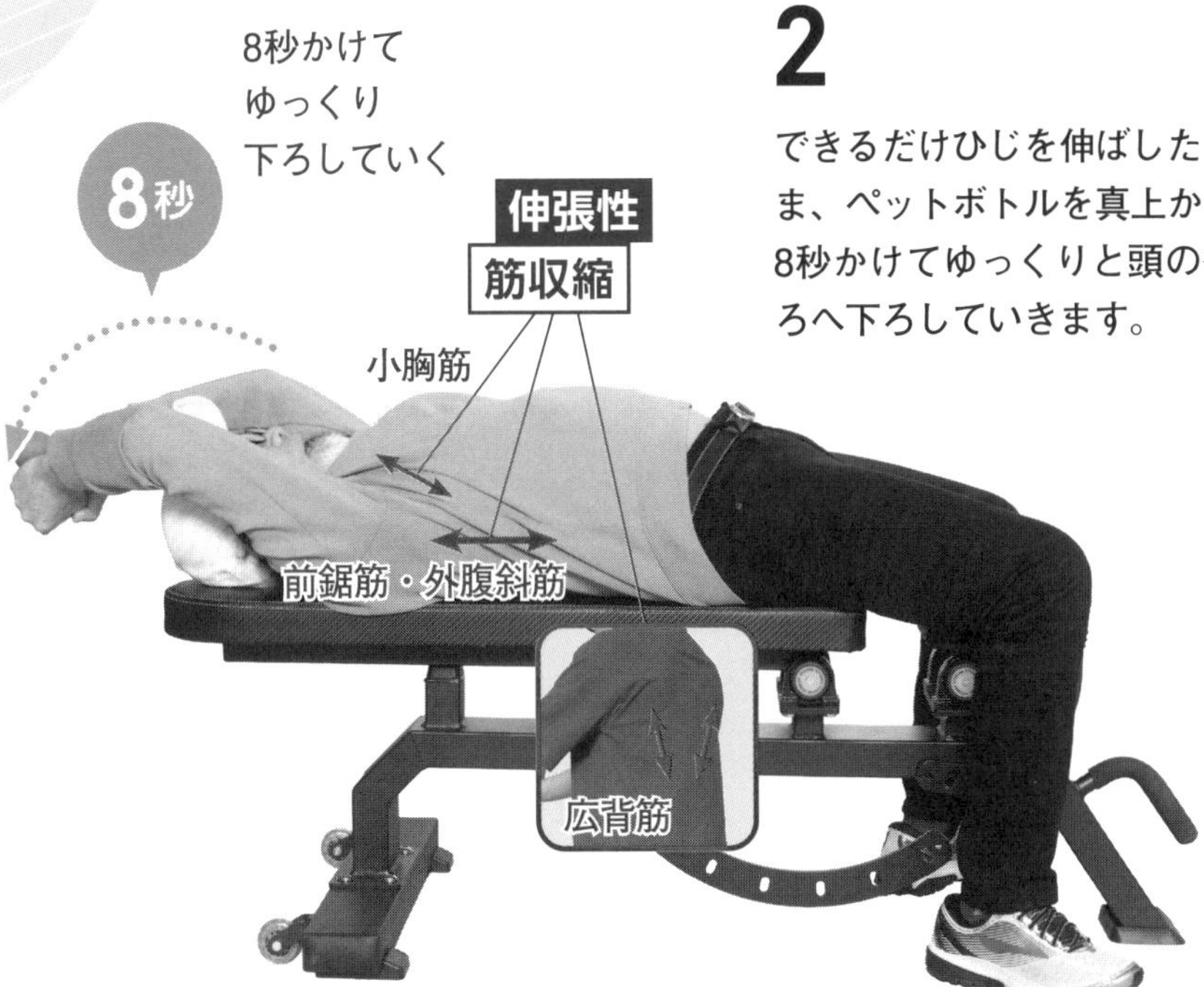

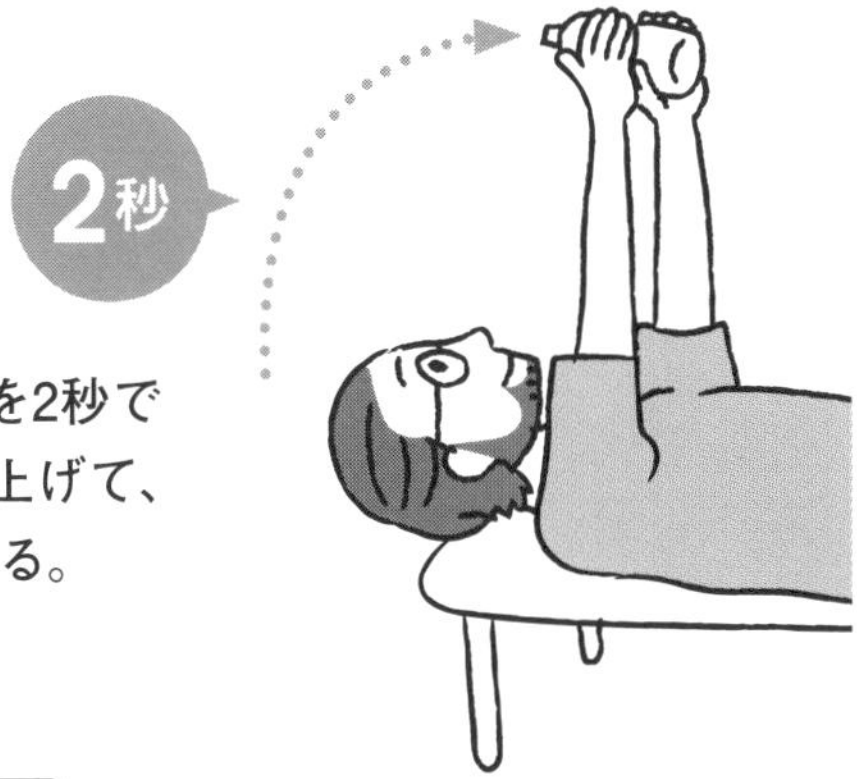

3

下ろした腕を2秒で再び真上に上げて、**1**の姿勢に戻る。

「ながら」アイデア

- 朝起きたときと夜寝る前にふとんの上で1～2セットずつ
- オーディオ小説やラジオなどを聴きながら1～2セット

5 ダンベルサイドレイズ

ペットボトルを肩の高さから下ろす

初級

主な筋肉：三角筋《さんかくきん》

回数　1セット10秒×3回　|　1日3セット

筋トレ用語で「ダンベルサイドレイズ」は、ダンベルを横から持ち上げる動きを指します。伸張性筋収縮の筋トレ効果を高めるには、下ろすときの動きを意識して行うことが大切です。

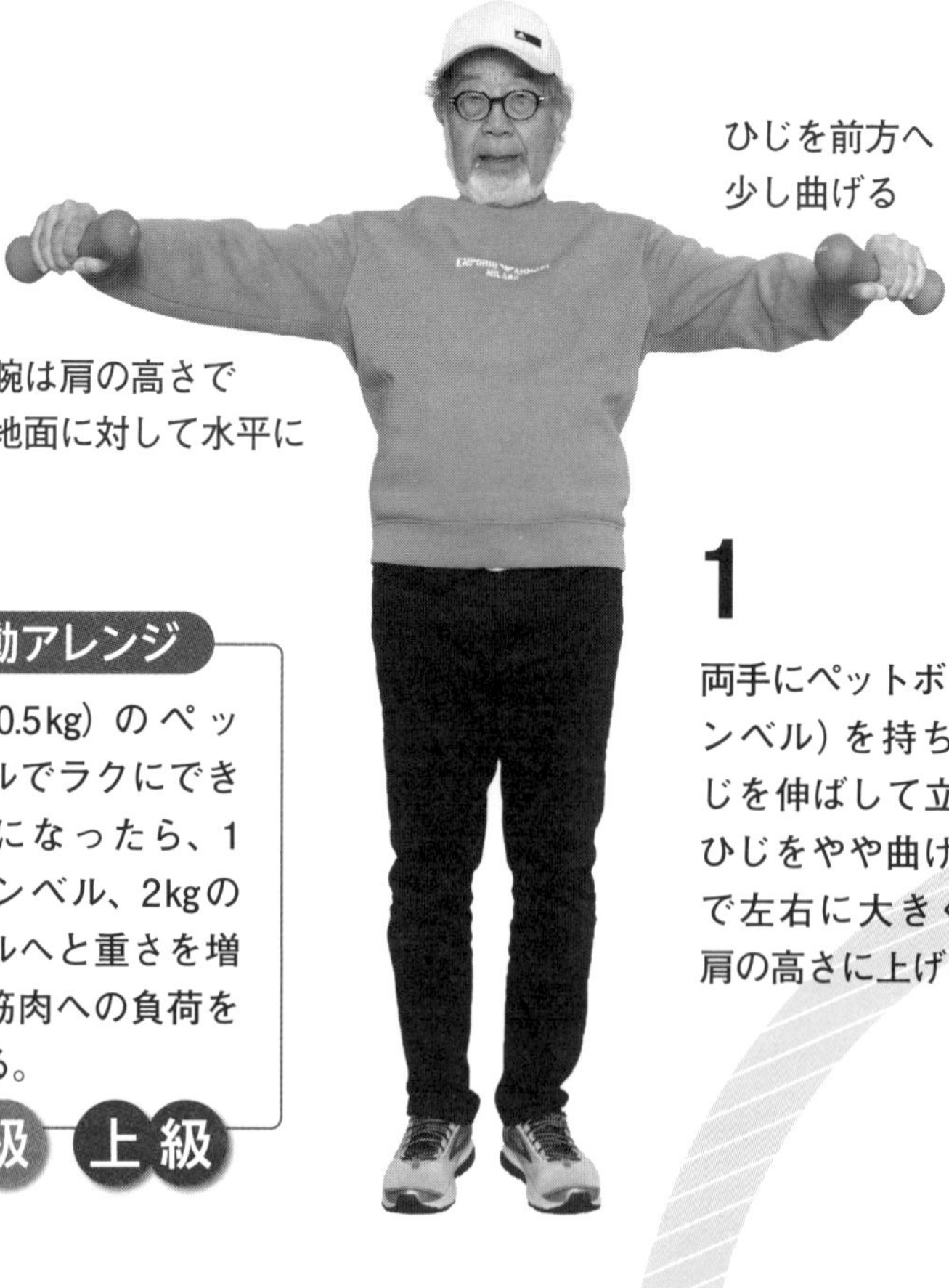

ひじを前方へ
少し曲げる

腕は肩の高さで
地面に対して水平に

1

両手にペットボトル（ダンベル）を持ち、背すじを伸ばして立つ。両ひじをやや曲げた状態で左右に大きく開き、肩の高さに上げる。

運動アレンジ

500mℓ（0.5kg）のペットボトルでラクにできるようになったら、1kgのダンベル、2kgのダンベルへと重さを増やし、筋肉への負荷を強くする。

中級　上級

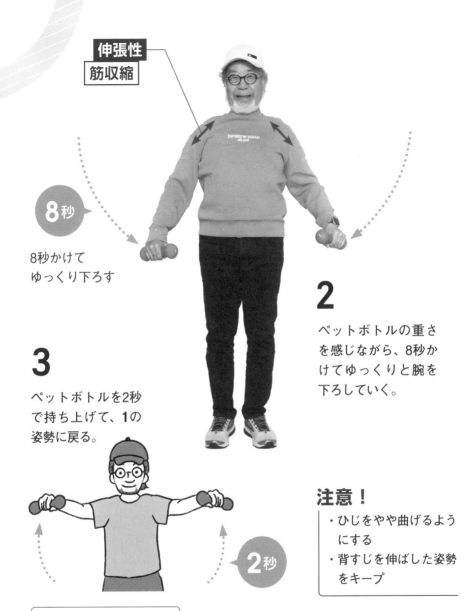

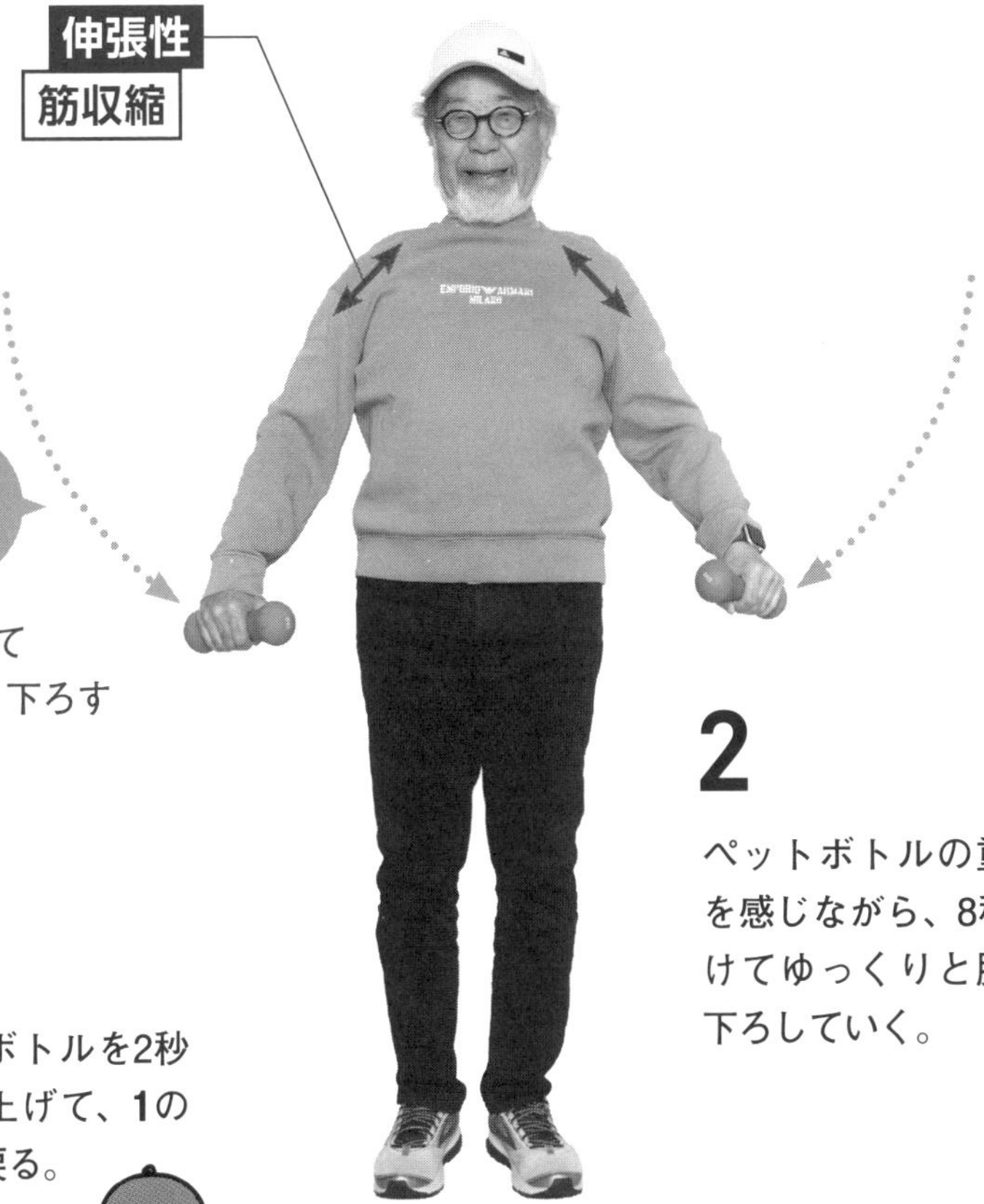

8秒かけて
ゆっくり下ろす

2

ペットボトルの重さを感じながら、8秒かけてゆっくりと腕を下ろしていく。

3

ペットボトルを2秒で持ち上げて、1の姿勢に戻る。

注意！

- ひじをやや曲げるようにする
- 背すじを伸ばした姿勢をキープ

「ながら」アイデア

- キッチンで、なべのお湯が沸くのを待ちながら1～2セット
- 新聞や雑誌をテーブルに広げて読みながら1～2セット

6 ワンハンドローイング
曲げた腕を下に向かって伸ばしていく

初級

主な筋肉：広背筋《こうはいきん》　僧帽筋《そうぼうきん》

回数	1セット	右手 10秒×3回 ＋ 左手 10秒×3回	1日3セット

上体を傾け、ひじを曲げて持ったペットボトル（ダンベル）を肩の真下に下ろします。ペットボトルの重さを感じながらゆっくりと腕を真下に伸ばしていくのがポイントです。シニアがこんな運動をしたら格好いいですよね。背中が若々しくなります。

1

左手にペットボトルを持ち、右手をイスの座面につき、右ひざを曲げてイスに乗せる。背すじを伸ばした状態で、上体が床と平行になるように倒し、ペットボトルを持った左手を真下に伸ばす。

右ひざをイスに乗せずに行ってもよい

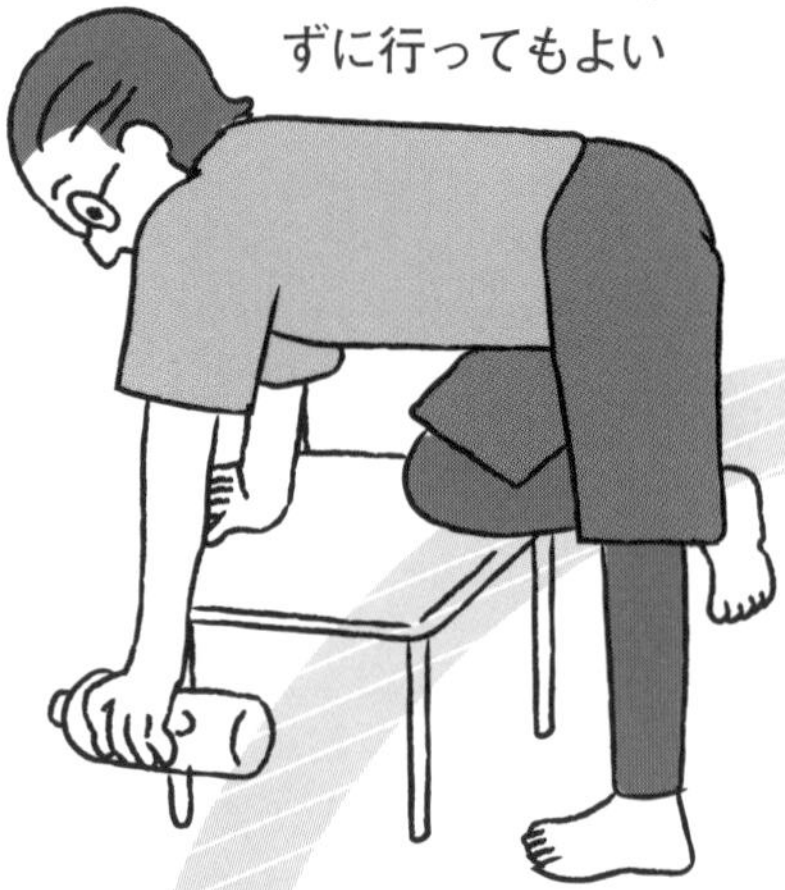

2

ひじを曲げてペットボトルを2秒で引き上げる。

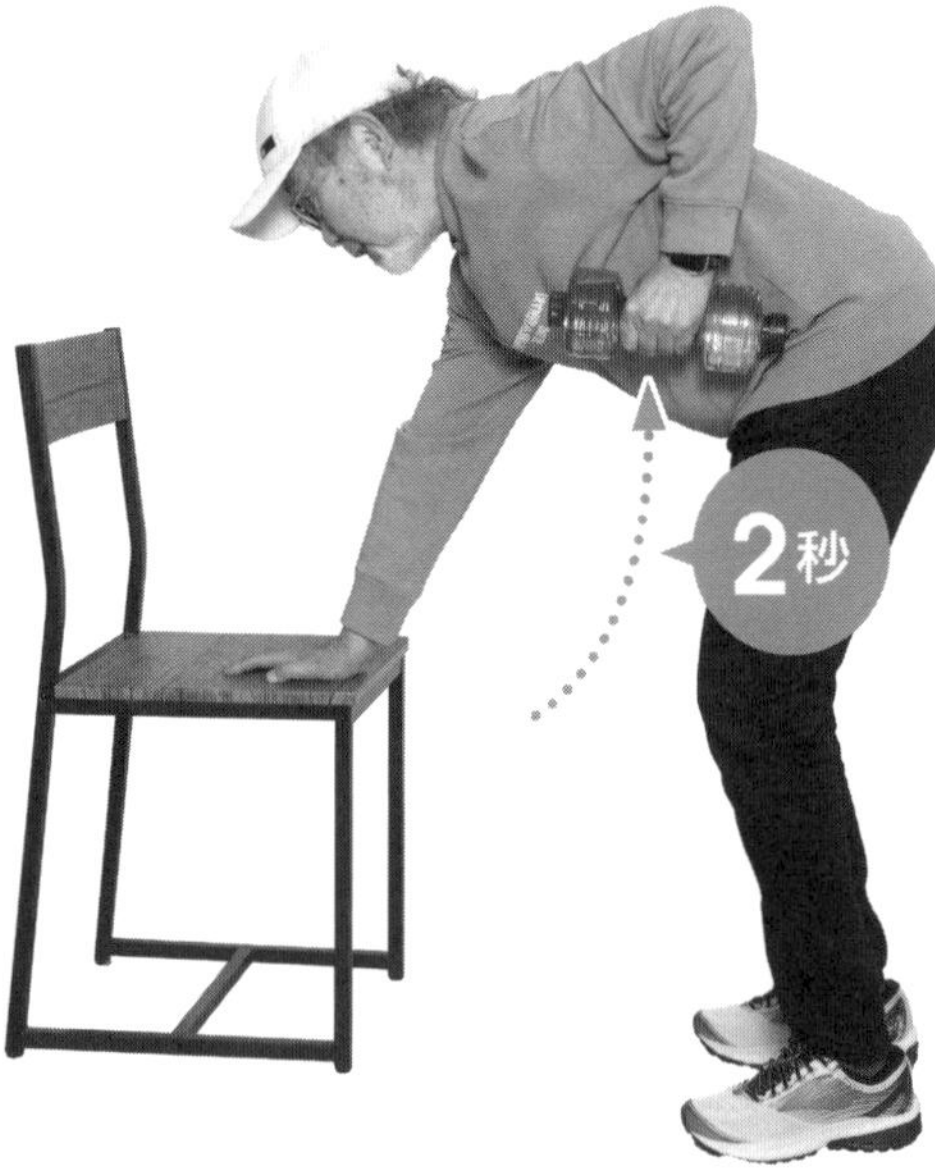

3

ペットボトルの重みを感じながら、8秒かけてゆっくりと左腕を伸ばす。

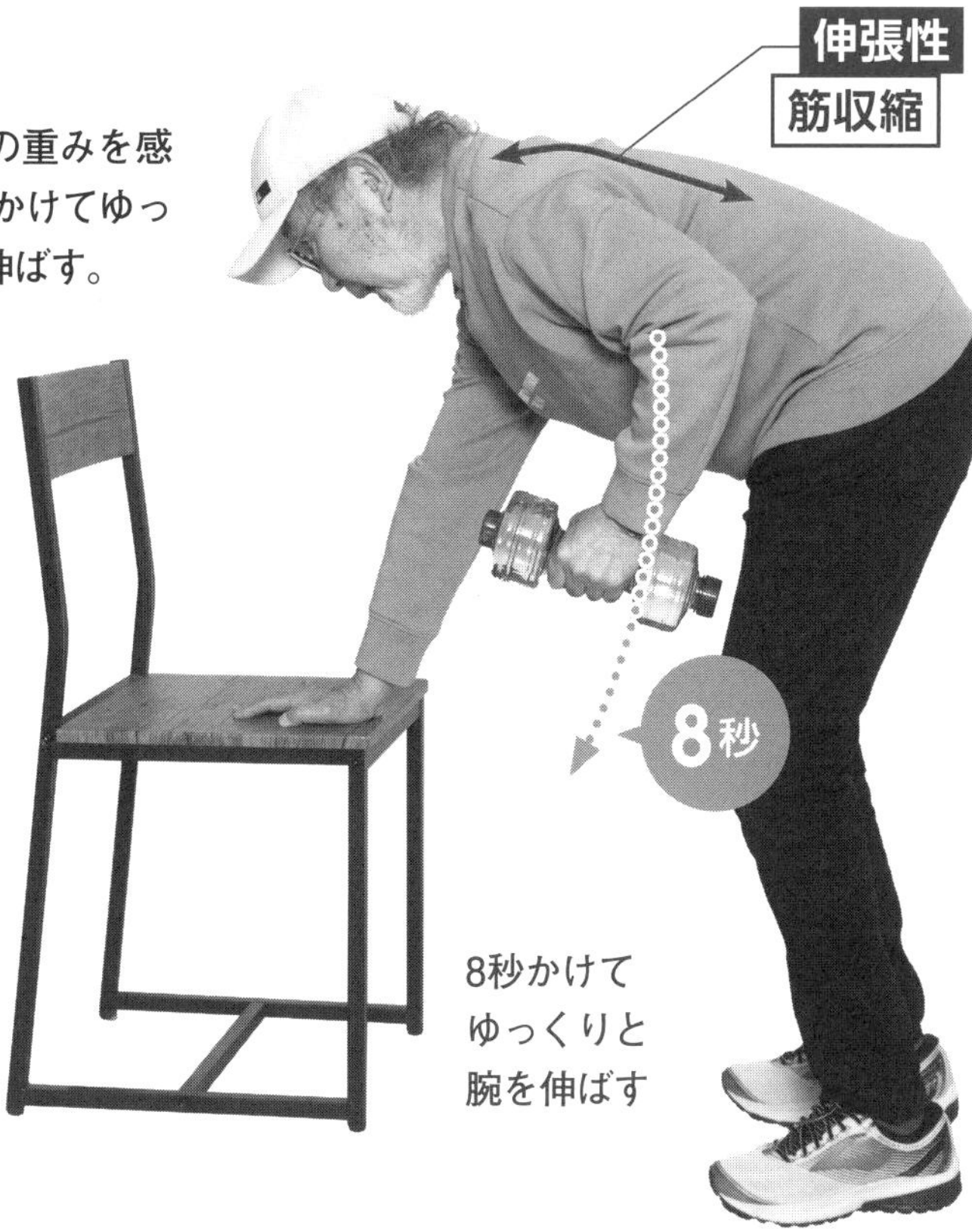

伸張性
筋収縮
8秒
8秒かけて
ゆっくりと
腕を伸ばす

4

3回くり返したら、今度は左手をイスの座面につき、右手にペットボトルを持ち替え同様に行う。

注意！

・ペットボトルの重さでひじがスッと伸びてしまわないように注意！
・背すじを伸ばして行う

「ながら」アイデア

●テレビを見ながら、コマーシャルごとにソファなどに手をついて3セット
●散歩の休憩中にペットボトル飲料を買ったらベンチで1セット

⑦ 寝たまま レッグツイスト

初級

主な筋肉：腹斜筋《ふくしゃきん》（外腹斜筋・内腹斜筋）

回数　1セット　右倒し10秒×3回 ＋ 左倒し10秒×3回　｜　1日3セット

「寝たままレッグツイスト」は、おなかの側面の筋肉・腹斜筋を鍛える運動です。立てたひざを左右にゆっくりと倒すことで、おなかまわりを引き締めることができます。おなかまわりに浮き輪のような皮下脂肪がついているシニアに最適！

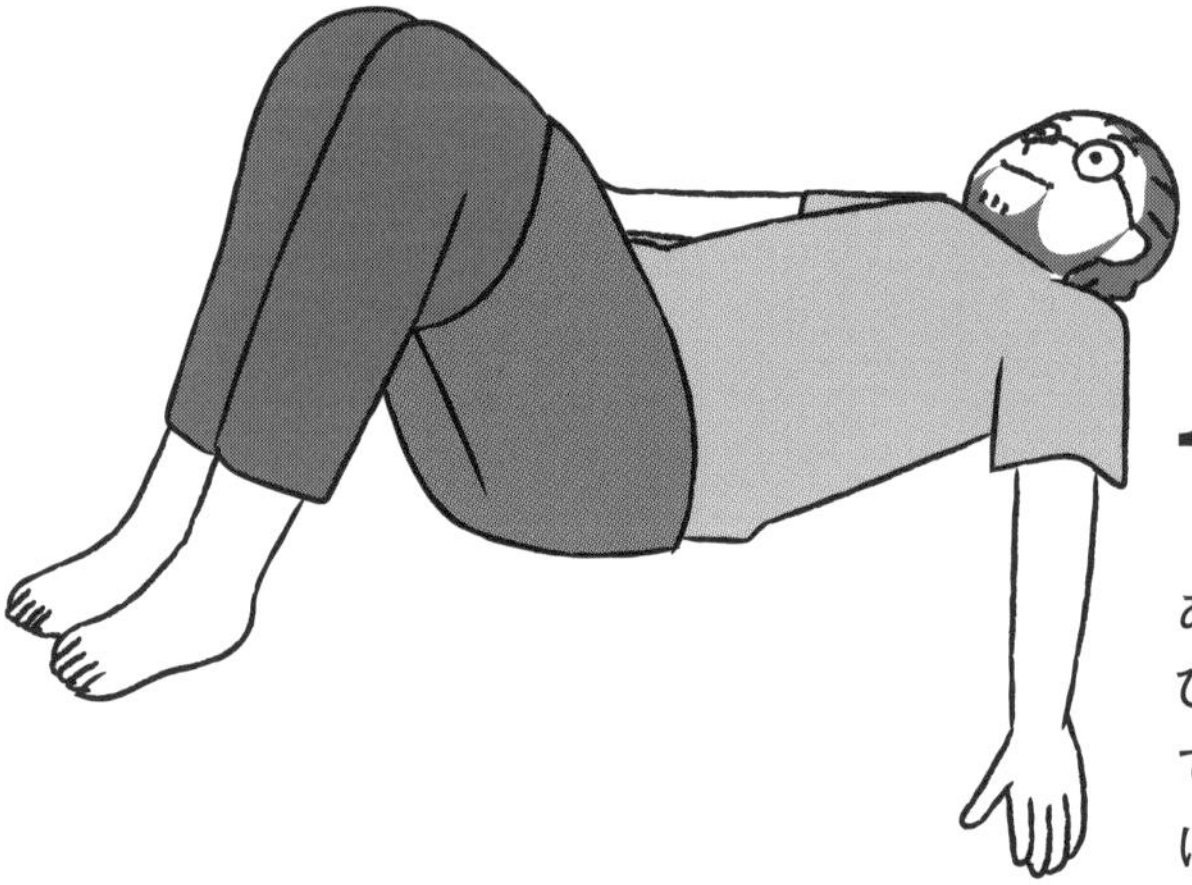

1

あおむけになり、両ひざは軽く曲げて立て、両腕は大きく広げ、手のひらは床につける。

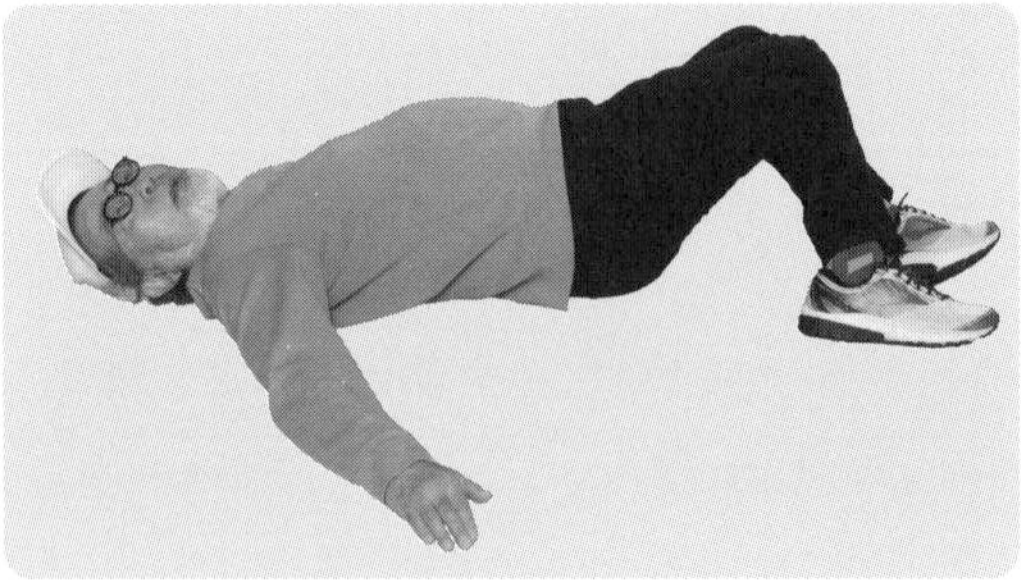

注意！

・ひざを倒すときに、肩が床から浮かないようにする

注意！

・ひざを倒すときには、肩が床から浮かないようにする
・勢いをつけてひざを左右に倒さないこと。ゆっくり行う

2

8秒かけてひざをゆっくりと右に倒す。

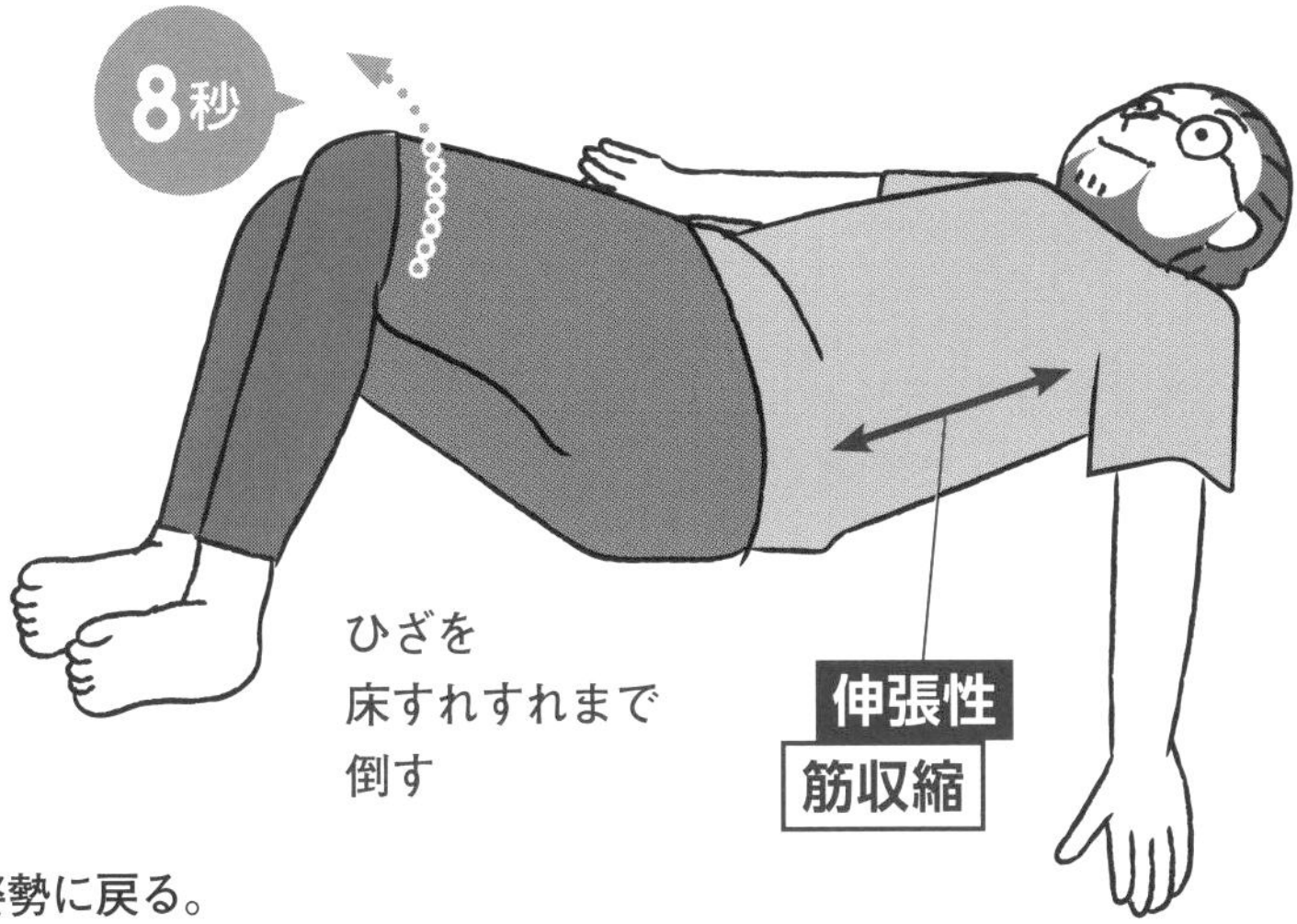

3

2秒で1の姿勢に戻る。

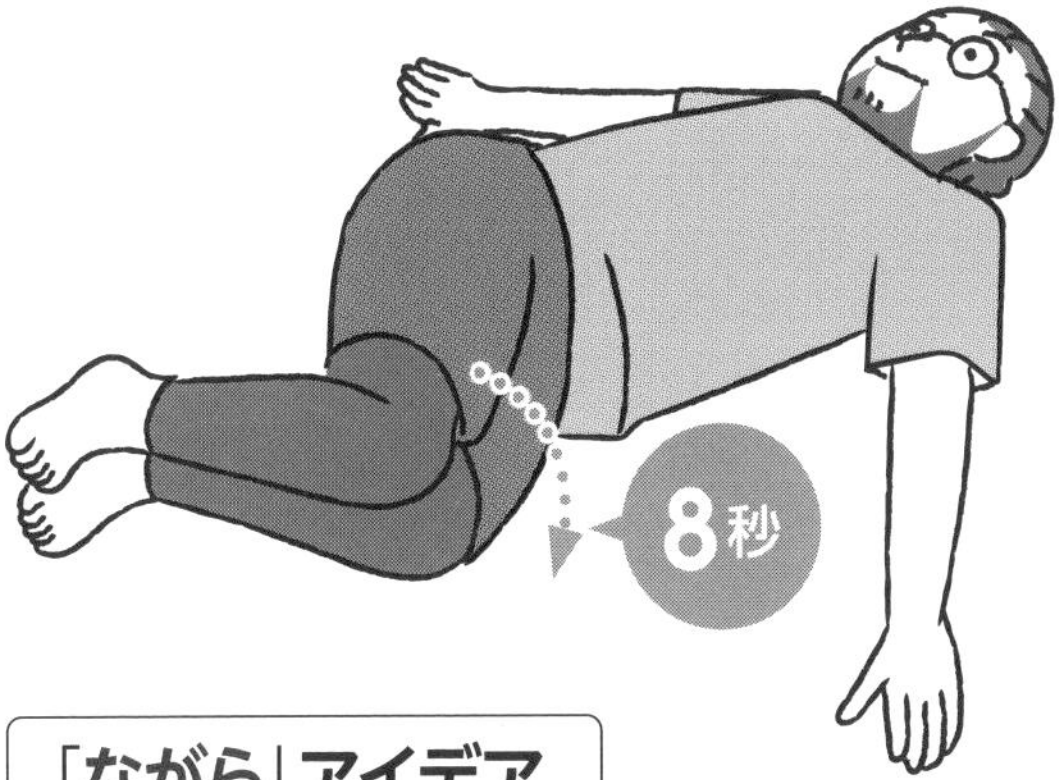

4

8秒かけてひざをゆっくりと左に倒し、2秒で1の姿勢に戻る。

「ながら」アイデア

- 朝起きたときと夜寝る前にふとんの上で1～2セットずつ
- 音楽を聴きながら1～2セット

⑧ ひざ伸ばしレッグツイスト

中級

主な筋肉：腹斜筋《ふくしゃきん》（外腹斜筋・内腹斜筋）

回数	1セット	右倒し10秒×3回 ＋ 左倒し10秒×3回	1日3セット

「⑦寝たままレッグツイスト」に慣れたら、「ひざ伸ばしレッグツイスト」にレベルアップしましょう。腹斜筋への負荷が増して、気になるおなかポッコリを解消。立ち姿が美しくなっていきます。

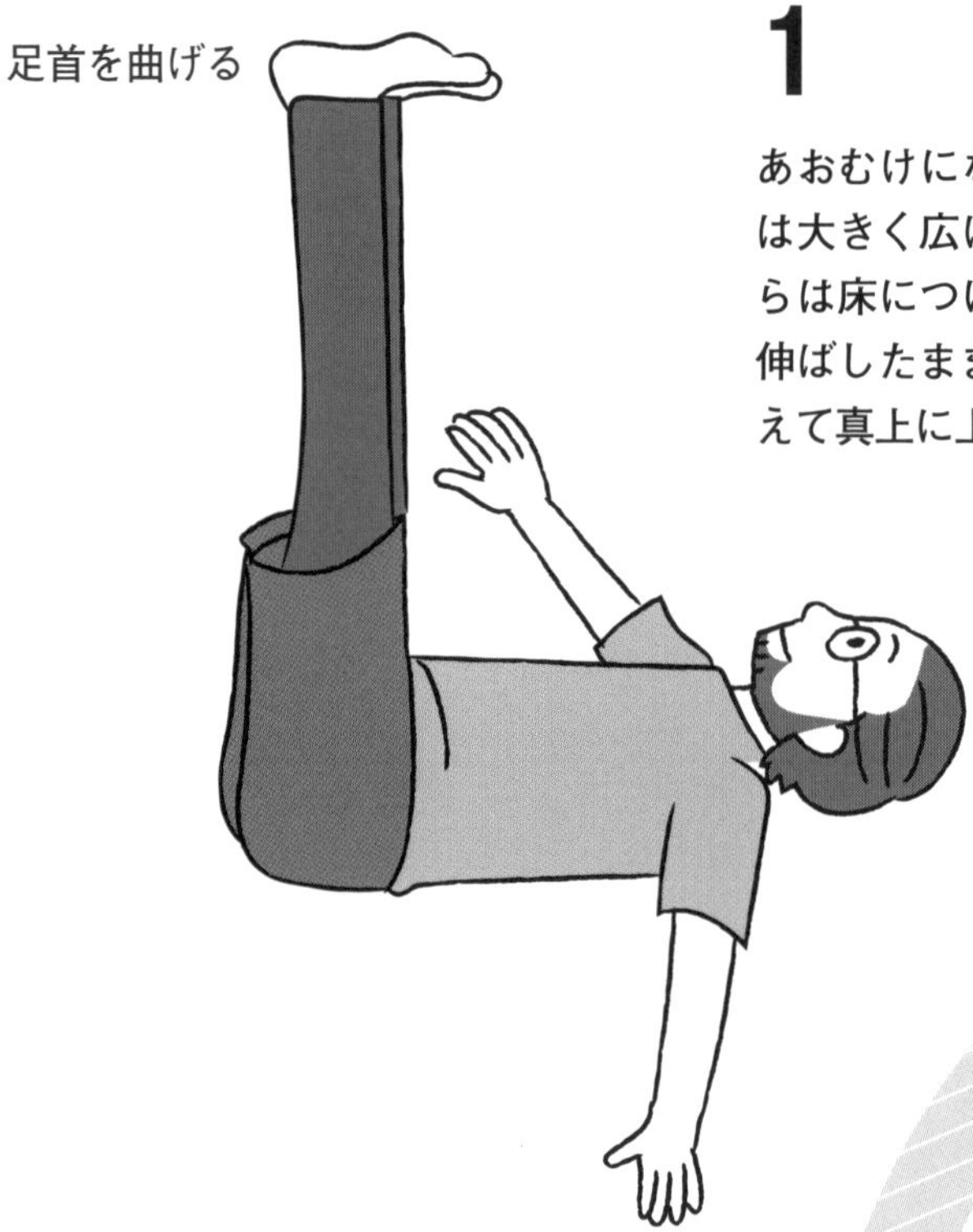

1

あおむけになり、両腕は大きく広げ、手のひらは床につけ、ひざを伸ばしたまま両足を揃えて真上に上げる。

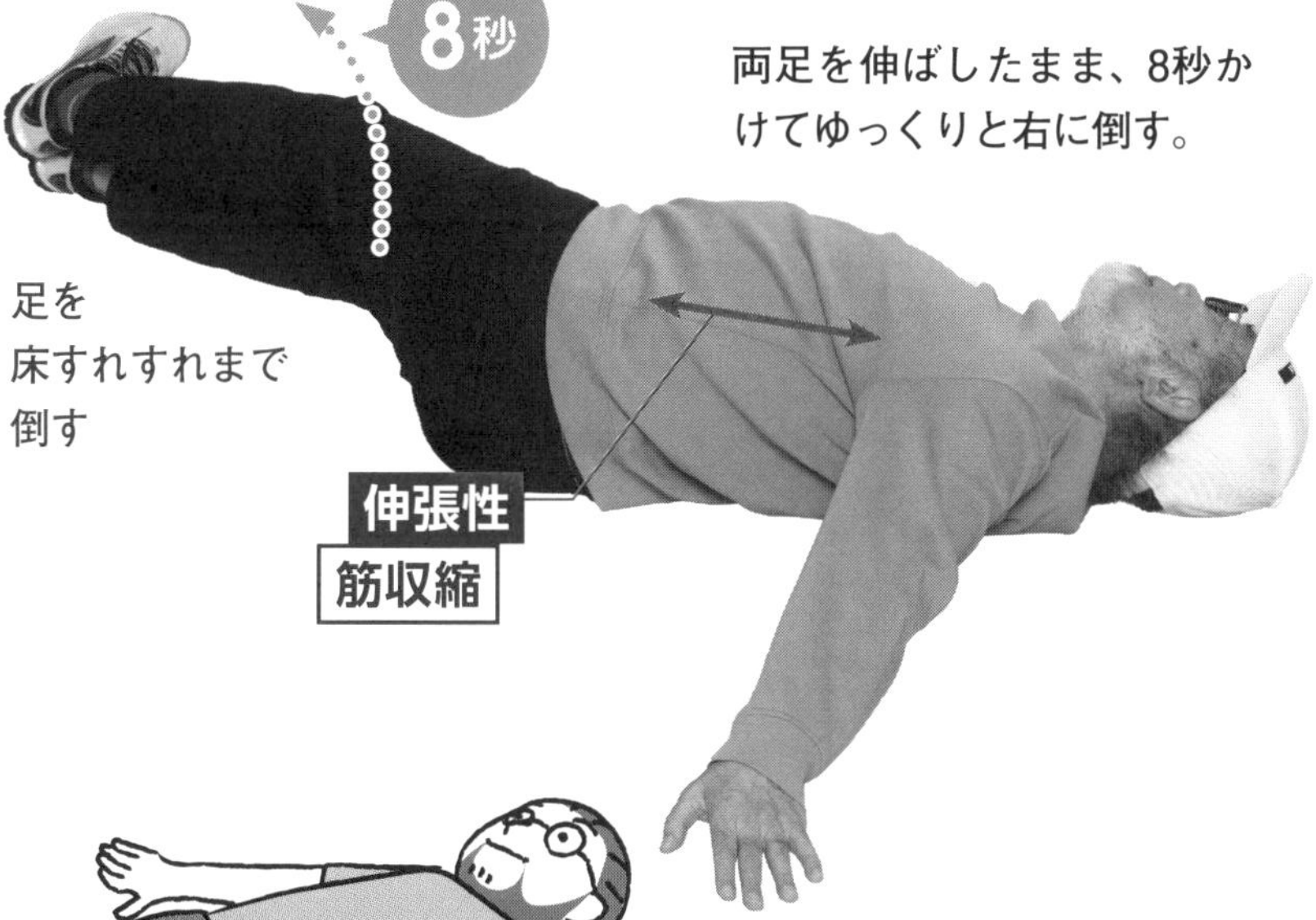

2

両足を伸ばしたまま、8秒かけてゆっくりと右に倒す。

3

2秒で**1**の姿勢に戻る。

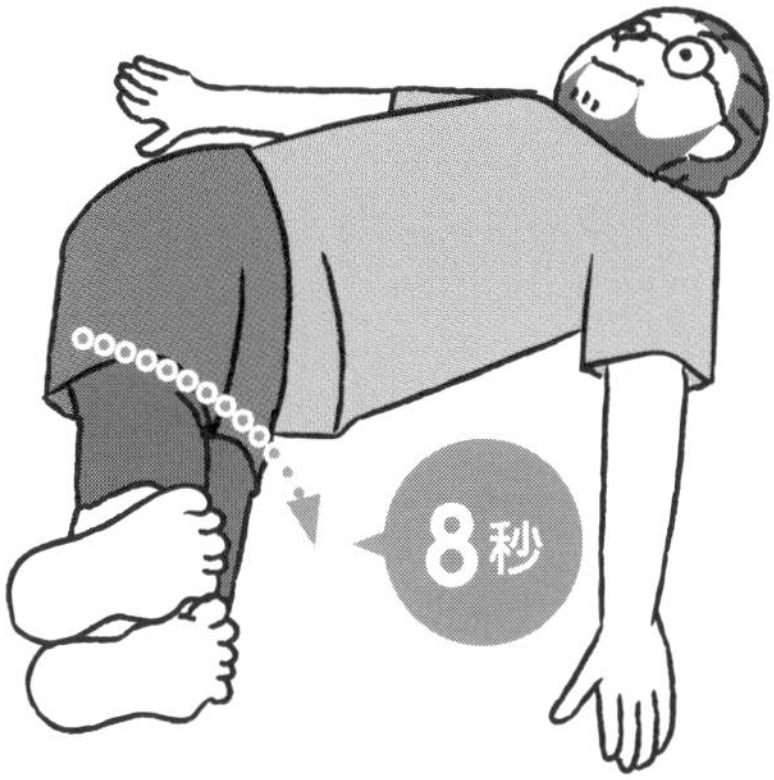

4

両足を伸ばしたまま、8秒かけてゆっくりと左に倒し、2秒で**1**の姿勢に戻る。

注意！

- 足を倒すときには、肩が床から浮かないようにする
- 勢いをつけて足を左右に倒さないこと
- 伸張性筋収縮の効果を大きくするには、「ゆっくり」が大切

「ながら」アイデア

- 日中にヒマなあまりつい床やソファに寝転んだら1セット

※「⑦寝たままレッグツイスト」をやった翌日は、「⑧ひざ伸ばしレッグツイスト」をやるようにして、毎日同じ運動が続かないようにする。

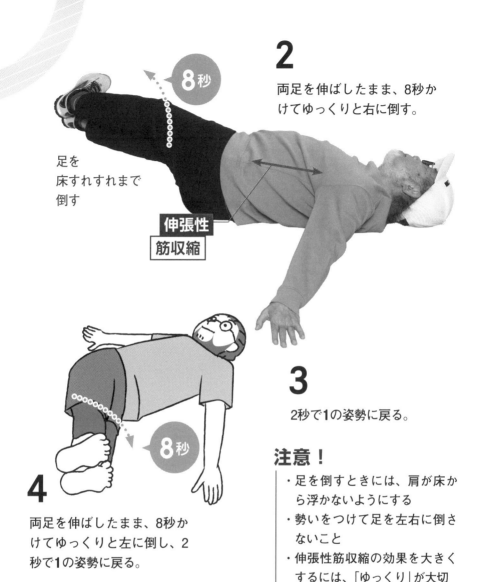

体幹の筋トレで内臓の機能アップ

伸張性筋収縮運動には、筋力アップだけではなく、ほかにも数多くの効果があります。

体幹の筋トレをすると、おなかの筋肉が動くので腸のぜん動運動が促されて、便秘の改善につながります。脚の筋トレには、ふくらはぎの血管が収縮して血液を心臓まで押し戻し、心臓の負担を減らす効果があります。さらに、むくみや冷え予防にも効果的です。

筋トレにより血液中の糖や脂肪が代謝されると、これらの消化酵素を分泌するすい臓の負担が減り、糖尿病や脂質異常症を予防します。また、筋トレで脳の血流が増加すると、脳の働きも活発になって、認知機能が高まります。

〝幸せホルモン〟ともいわれる「セロトニン」が分泌

筋トレをすると、脳からは「セロトニン」という神経伝達物質が分泌されます。セロトニンは、別名〝幸せホルモン〟ともいわれ、精神的に安定し、うつ気分を解

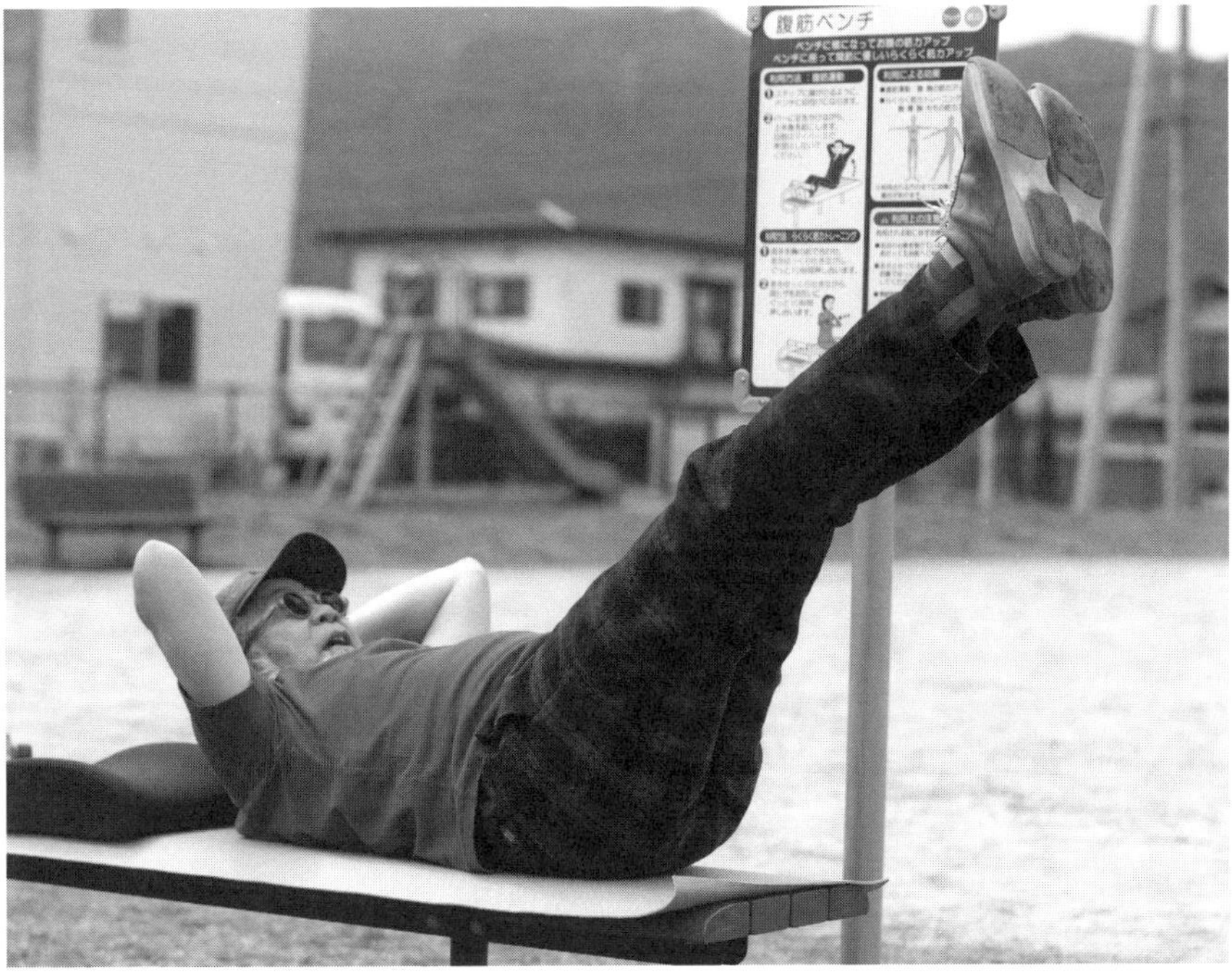

消してくれます。セロトニンの90%以上は腸内でつくられているという説があり、これが、なんらかの形で脳の働きに影響するともいわれています。

セロトニンは、太陽の光、特に朝日を浴びると増加するといわれているので、朝のウォーキングがおすすめです。

セロトニンが増加すると、夜に眠気をもたらすホルモンである「メラトニン」の分泌量が増えることもわかっています。「夜、なかなか眠れない」という人は、朝日の中で、体を動かしてみてください。

9 チェアクランチ

座って足下ろし腹筋

初級

主な筋肉：腹直筋《ふくちょくきん》　腸腰筋《ちょうようきん》

回数　1セット10秒×3回　1日5セット

「チェアクランチ」は、イスを使って行う腹筋です。座った姿勢のまま、ひざを体に近づけては離す動作をくり返すだけなので、テレビを見ながらでも行えます。“鎌田式伸張性筋収縮”おすすめの腹筋運動。90歳を超えて外食や温泉などに行くには、この筋活が大事です。

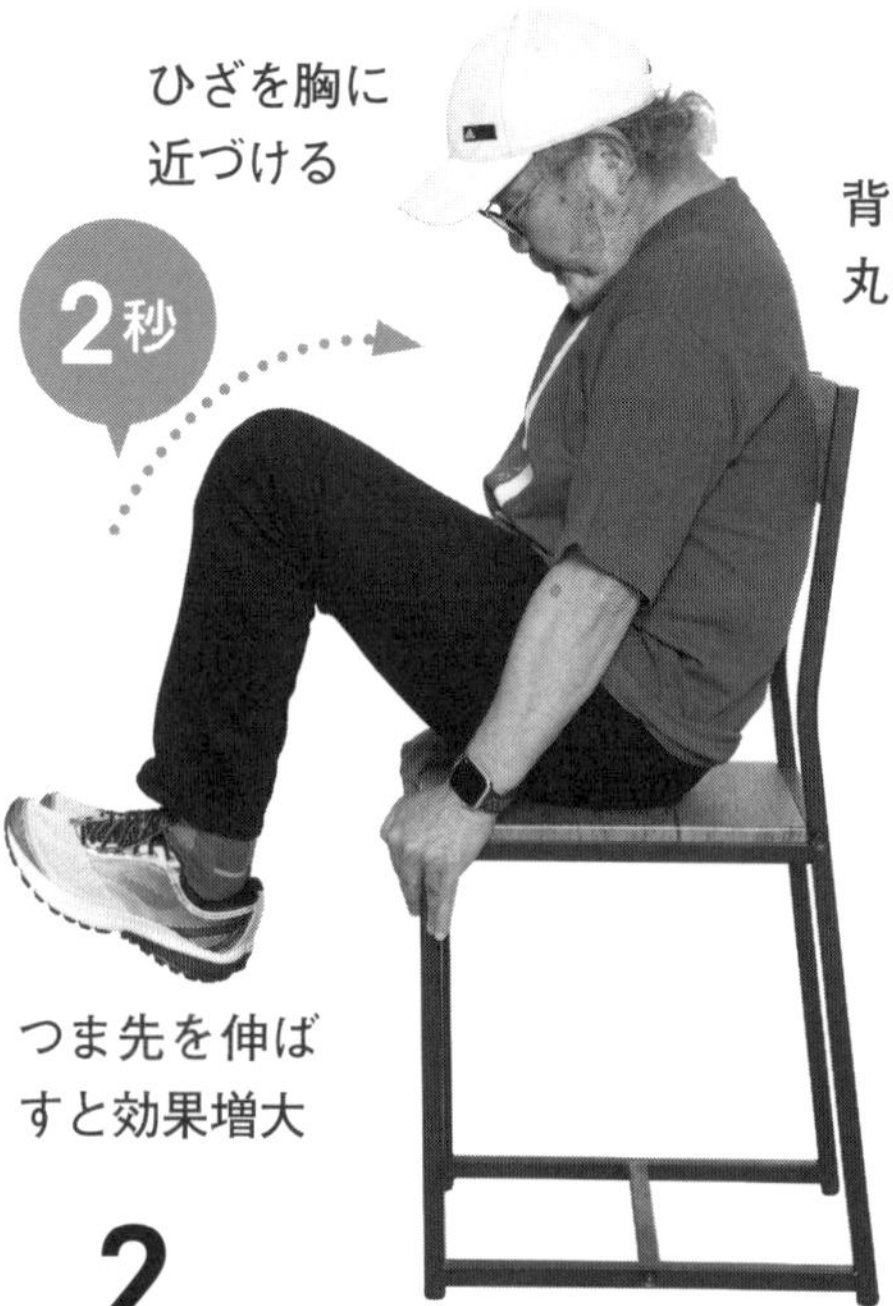

1 イスに浅く腰かけ、両手でイスの座面を持つ。

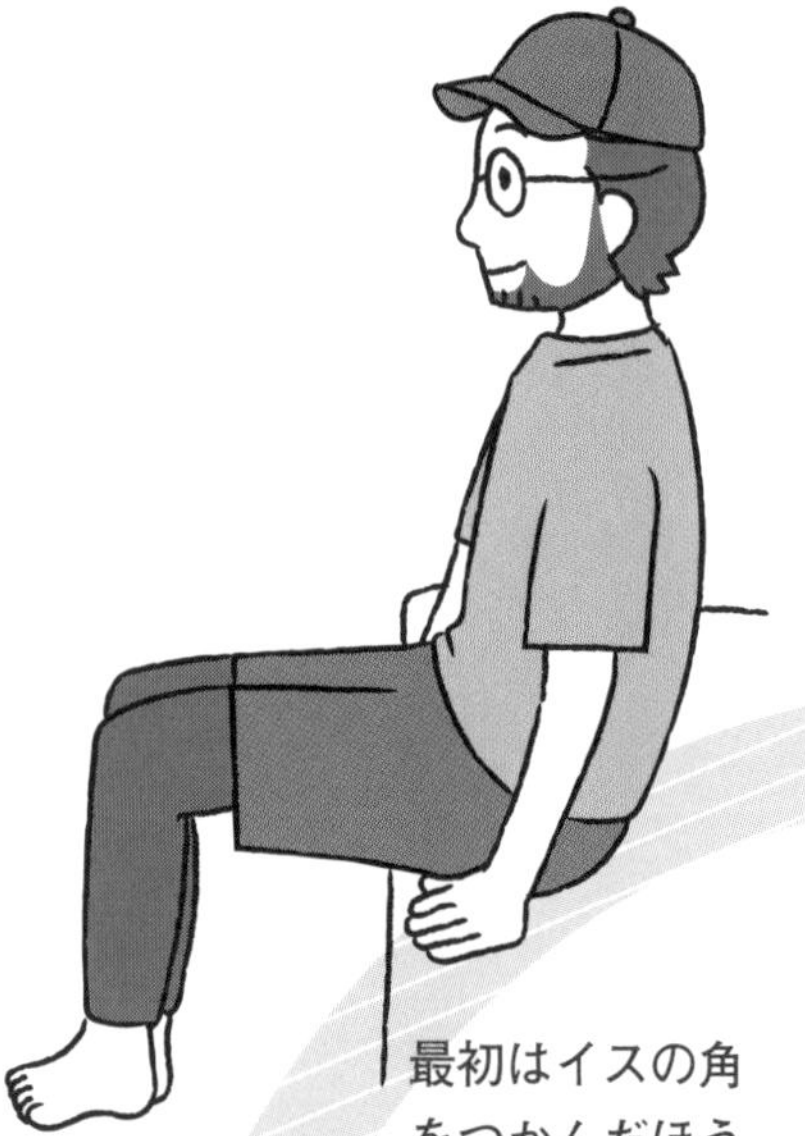
最初はイスの角をつかんだほうがやりやすい

2 ひざを胸につけるつもりで、2秒で太ももを上体に近づける。

3

8秒かけてゆっくりと
足を下ろしていく。

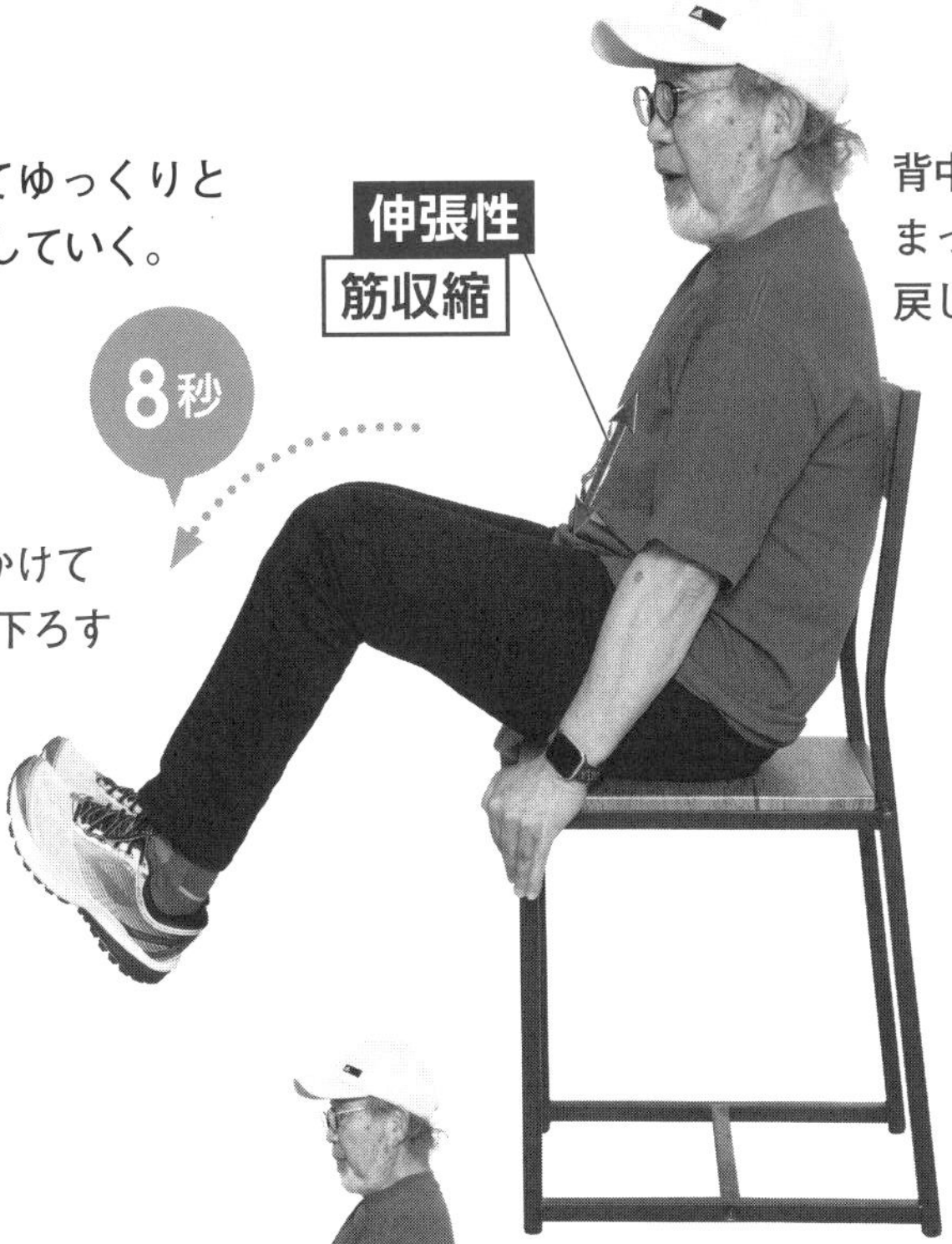

背中を
まっすぐに
戻していく

8秒かけて
足を下ろす

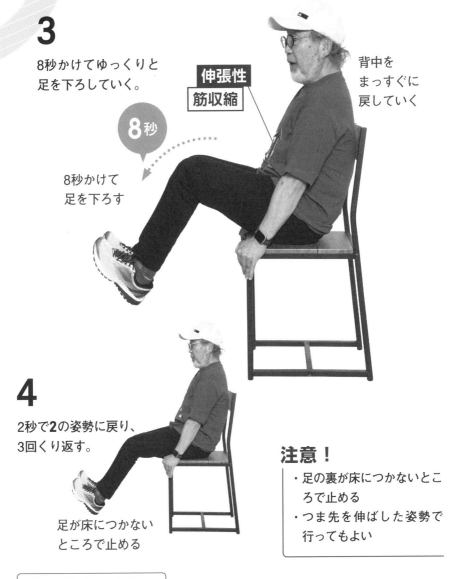

4

2秒で**2**の姿勢に戻り、
3回くり返す。

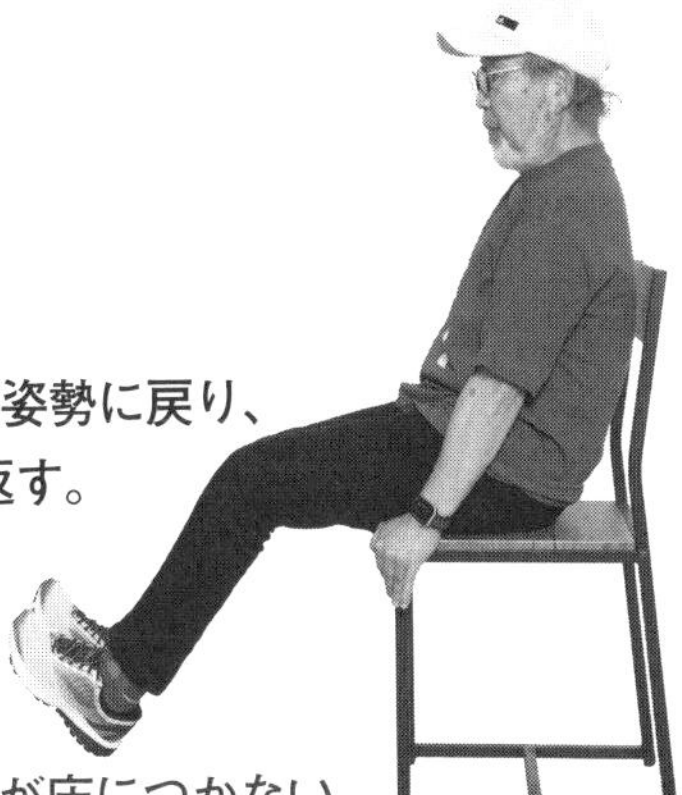

足が床につかない
ところで止める

注意！

- 足の裏が床につかないところで止める
- つま先を伸ばした姿勢で行ってもよい

「ながら」アイデア

- 入浴後などのくつろぎの時間に、ソファなどで1セット
- オフィスで仕事の合間に1セット

10 おなか伸ばし腹筋

初級

主な筋肉：腹直筋《ふくちょくきん》

回数　1セット10秒×3回　1日3セット

「おなか伸ばし腹筋」も、イスを使って行う腹筋です。イスに浅く座った姿勢のまま、上体を後ろに倒すだけなので、テレビを見ながらでも行えます。腹筋が伸びる感覚をつかんでください。伸張性筋収縮の基本「ゆっくり、深く、伸ばす」を心がけて。

1

背もたれのあるイスに浅く腰かけて、背すじを伸ばす。両腕は胸の前で交差させる。

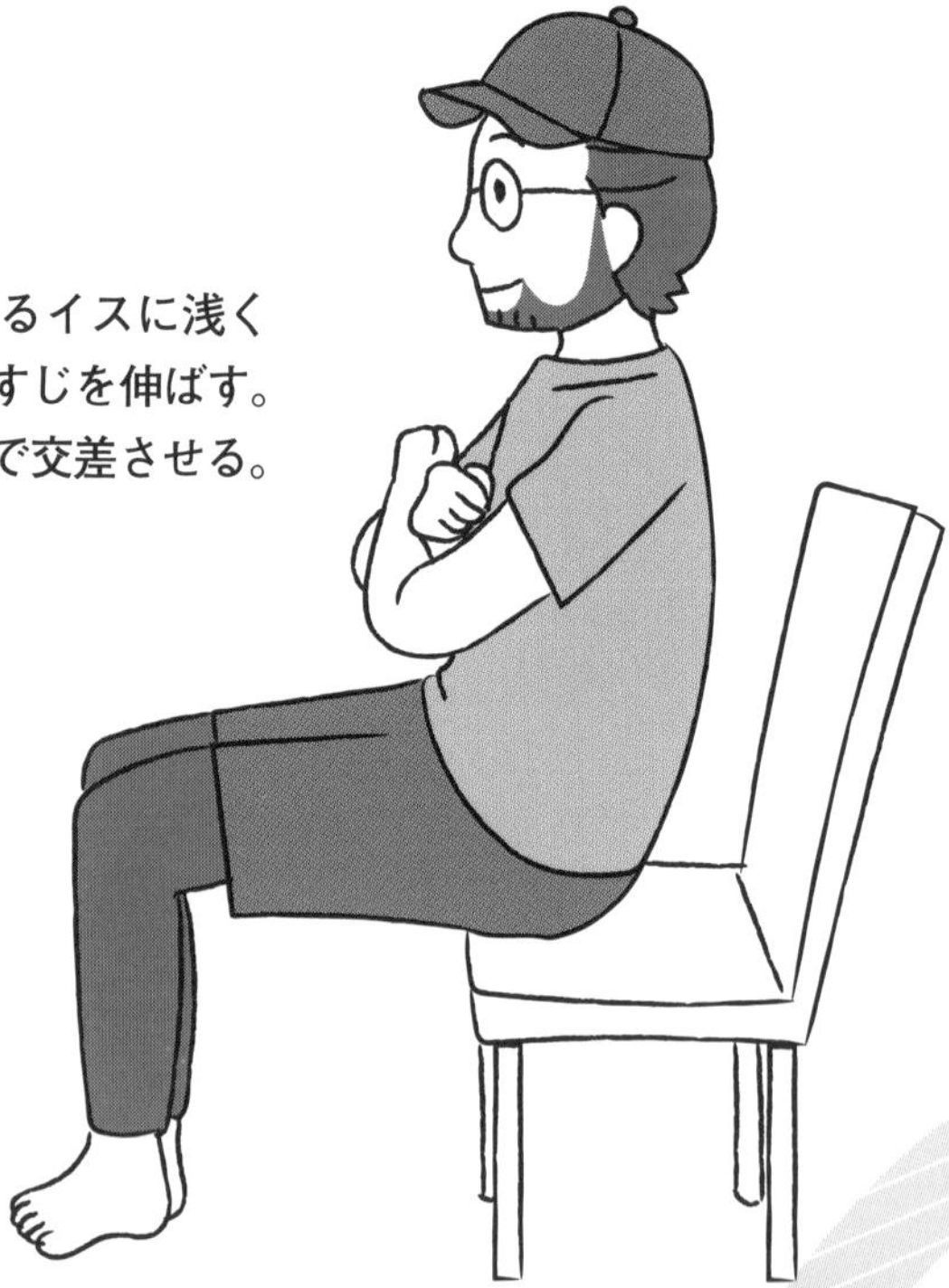

注意！

・背すじを伸ばして行う

2

背すじを伸ばしたまま、8秒かけてゆっくりと背中を背もたれに近づけていく。

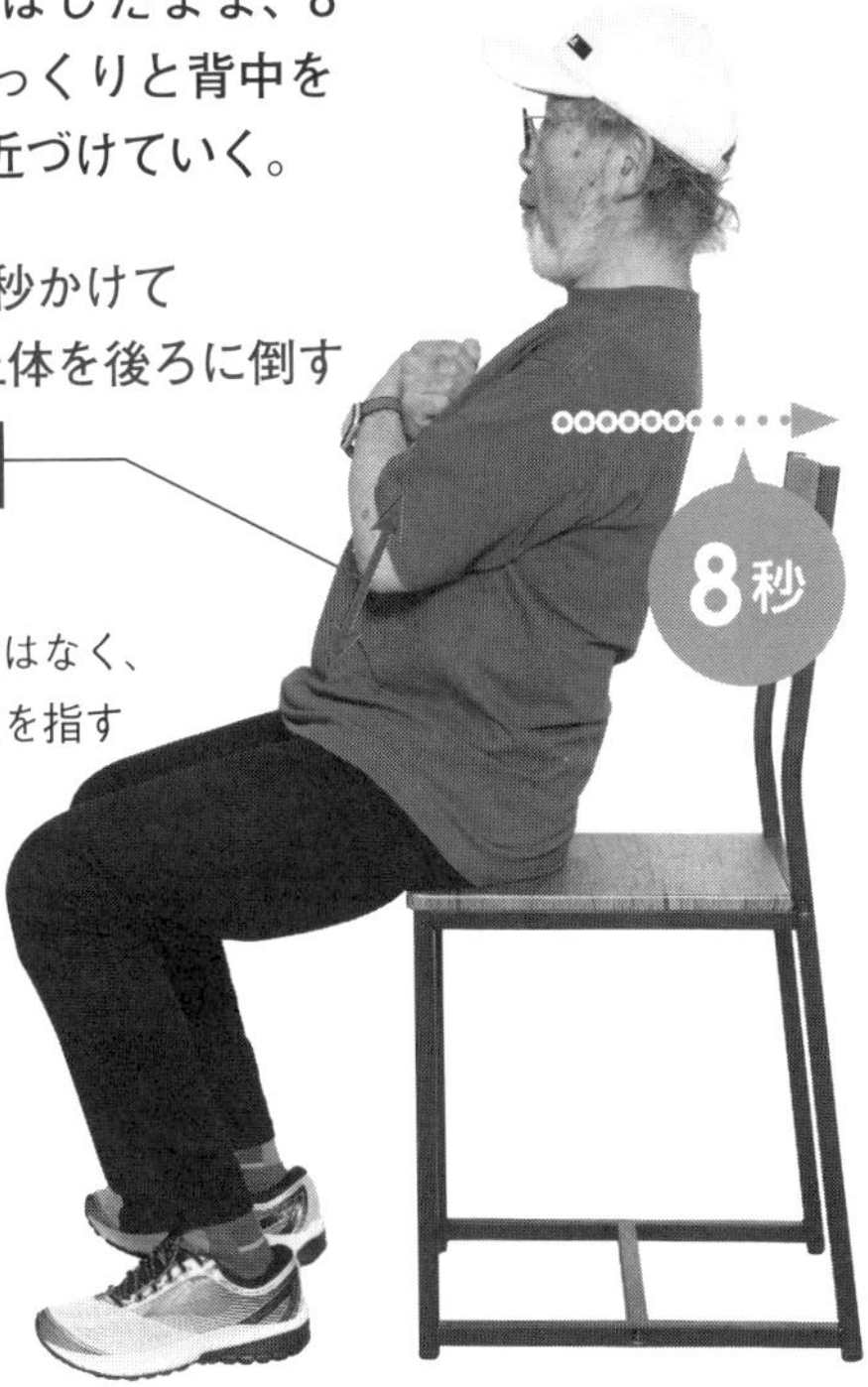
伸張性
筋収縮
※実際は腕ではなく、
おなかの筋肉を指す

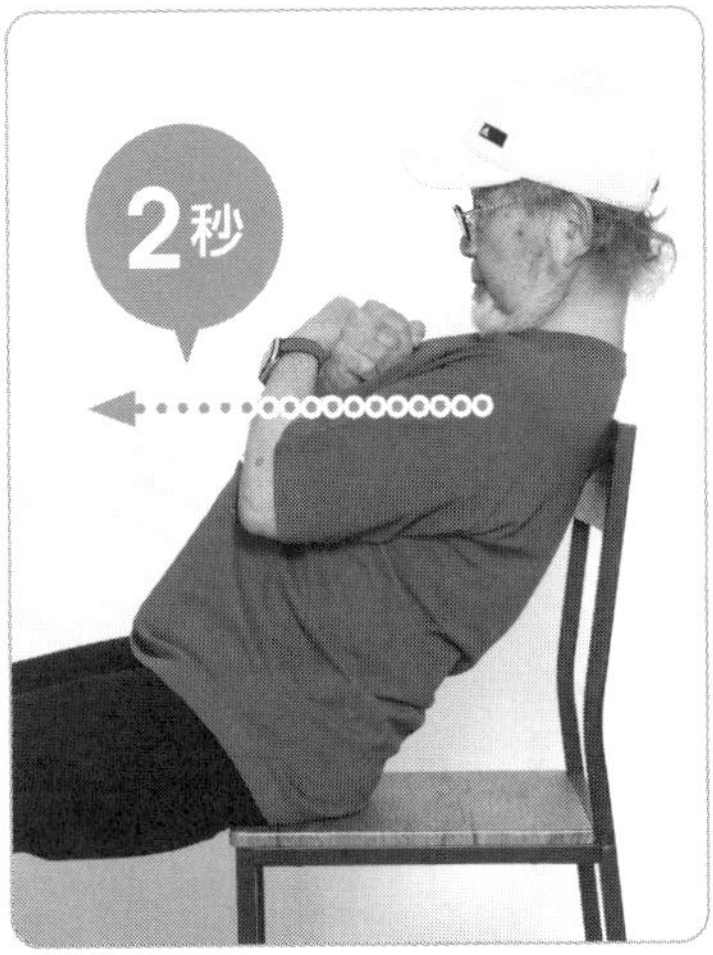

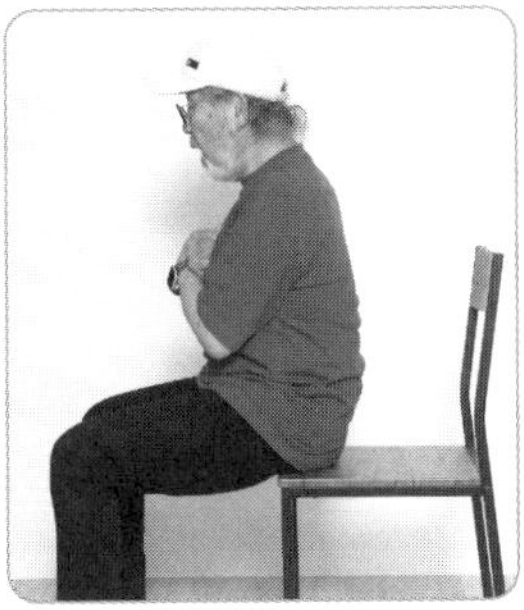

3

2秒で**1**に戻る。

「ながら」アイデア

- テレビを見たり、本を読んだりしながら1～2セット
- 電車やバスで座れたら1～2セット

※「⑨チェアクランチ」をやった翌日は、「⑩おなか伸ばし腹筋」をやるようにして、毎日同じ運動が続かないようにする。

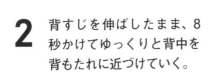

⑪ のけぞり腹筋

中級

主な筋肉：腹直筋《ふくちょくきん》

回数 1セット10秒×3回 | 1日3セット

あおむけの状態から上体を起こす、いわゆる「腹筋運動」の基本となる運動です。おなかの筋肉がよく伸びるように、ウエストの下にクッションを入れて伸張性筋収縮の効果をアップ！

1 ウエストの下にクッションや2つ折りにした座布団を当てて、腰がやや反るような姿勢であおむけになる。両ひざは直角になるように曲げて立てる。両手は頭の下で組む。

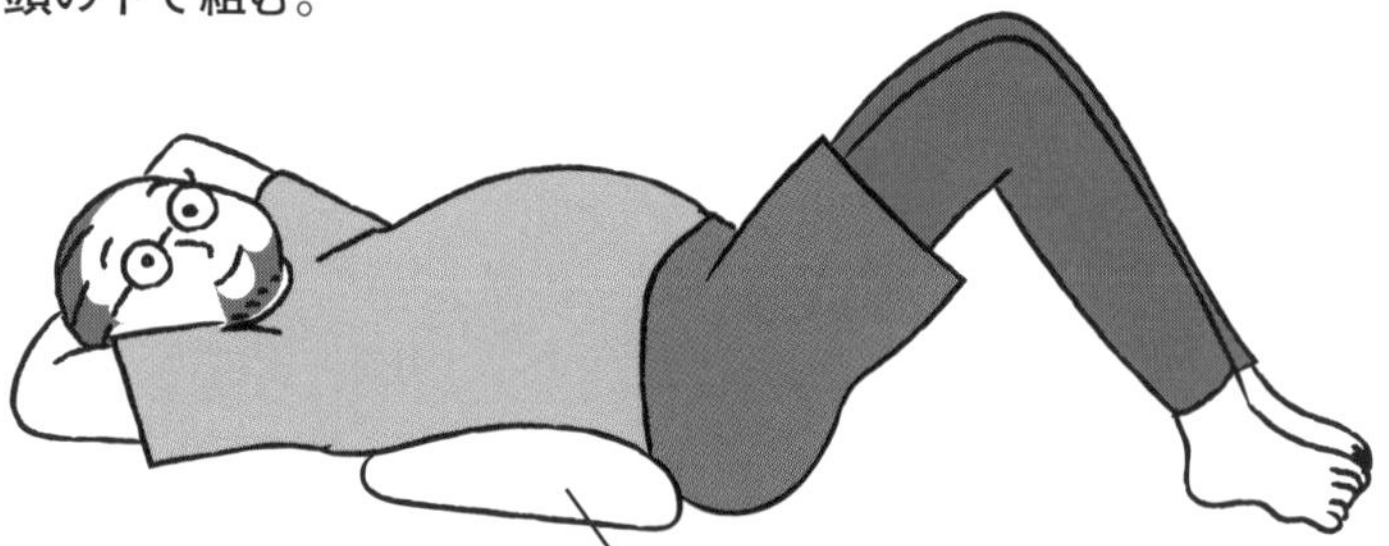

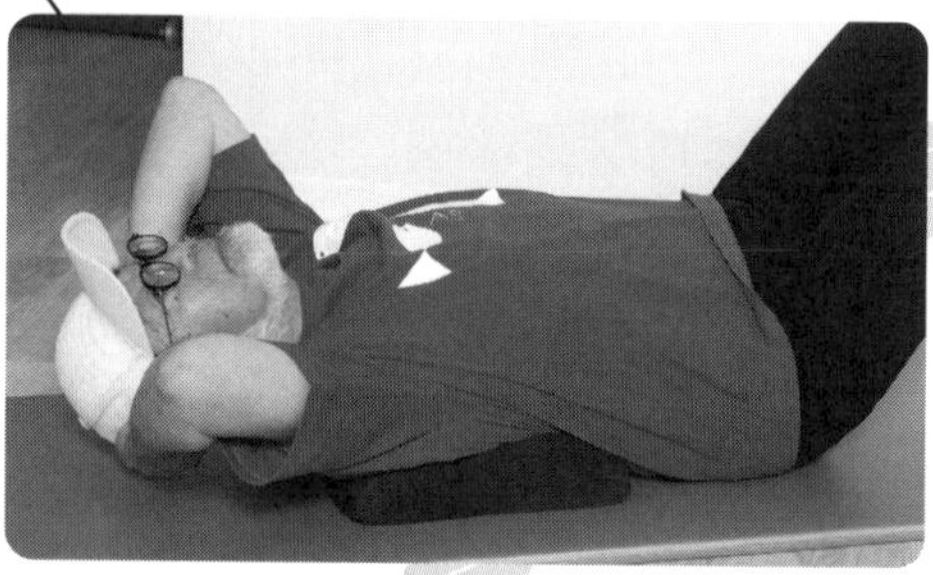

背中の上のほうにクッションを当てる

運動アレンジ

1セット3回がラクにできるようになったら、上級は1セット20回、超上級は30回に。

上級　超上級

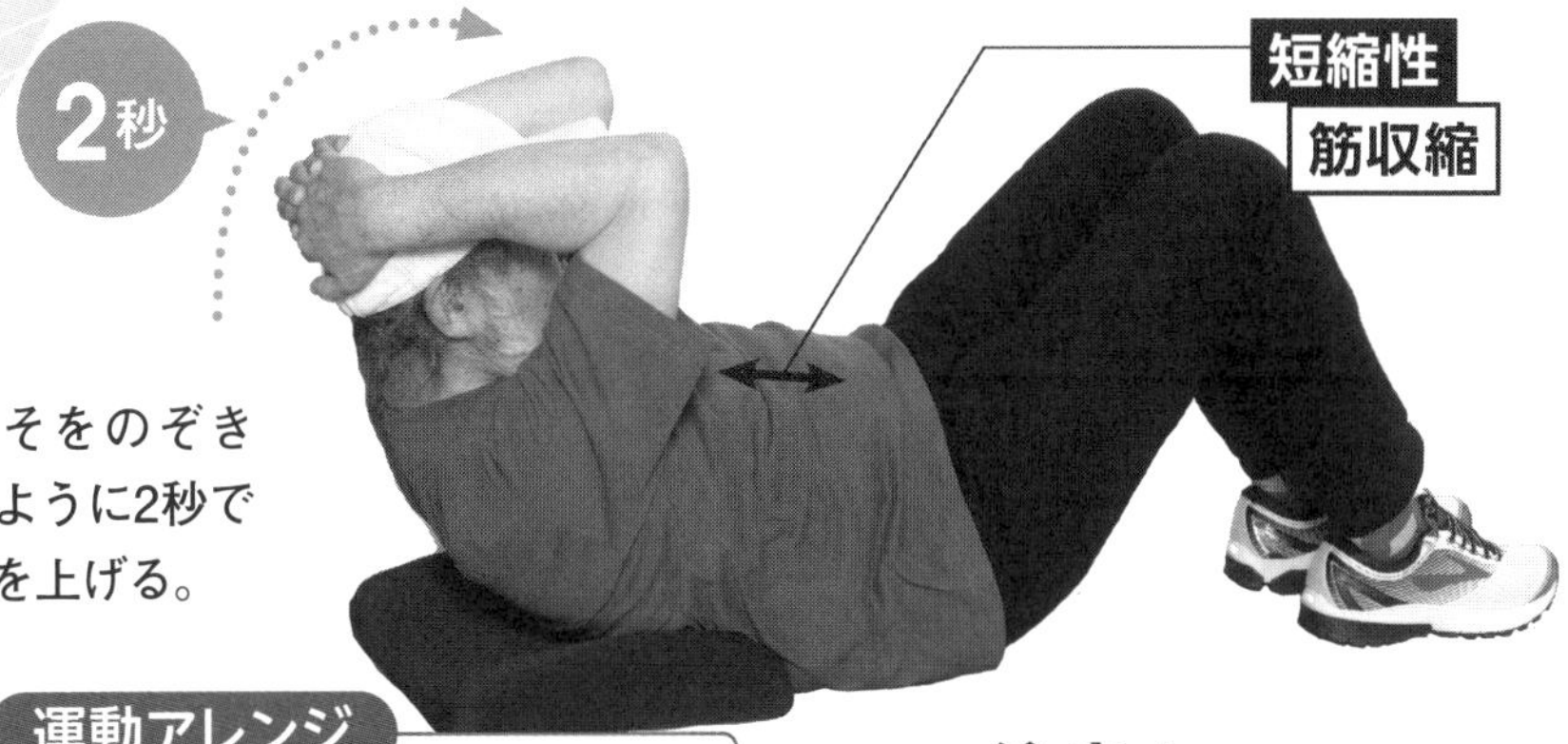

2

おへそをのぞき
込むように2秒で
上体を上げる。

運動アレンジ

2で上体を起こす際に右へひねり、
3で伸ばしたあと、左へひねりなが
ら起きると、腹斜筋が強化される

注意！

・勢いをつけて体を起こさないこと

上級

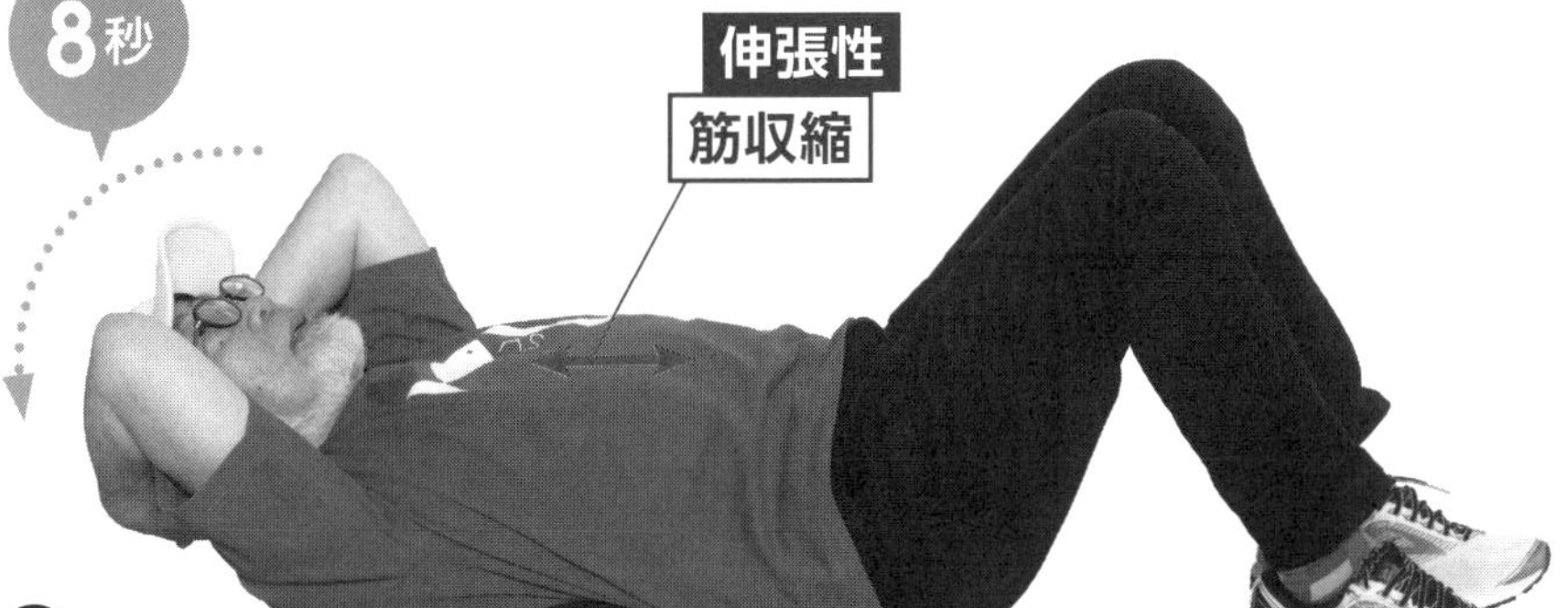

3

8秒かけてゆっくりと頭を下
げて（床に近づけて）いく。

注意！

・力を抜かず、ゆっくりと頭を下げていくこと

「ながら」アイデア

- 朝起きたときと夜寝る前にふとんの上で1～2セットずつ
- 入浴後に体が温かいうちにソファで1セット

12 レッグレイズ
あおむけで足伸ばし腹筋

上級

主な筋肉：腹直筋《ふくちょくきん》

回数 1セット10秒×3回 ｜ 1日2セット

太ももから下をベンチからはみ出させるようにあおむけに寝て、両足を上下させます。腰に大きな負荷がかかるので、上級者向けの運動です。初心者は避けたほうがよいでしょう。

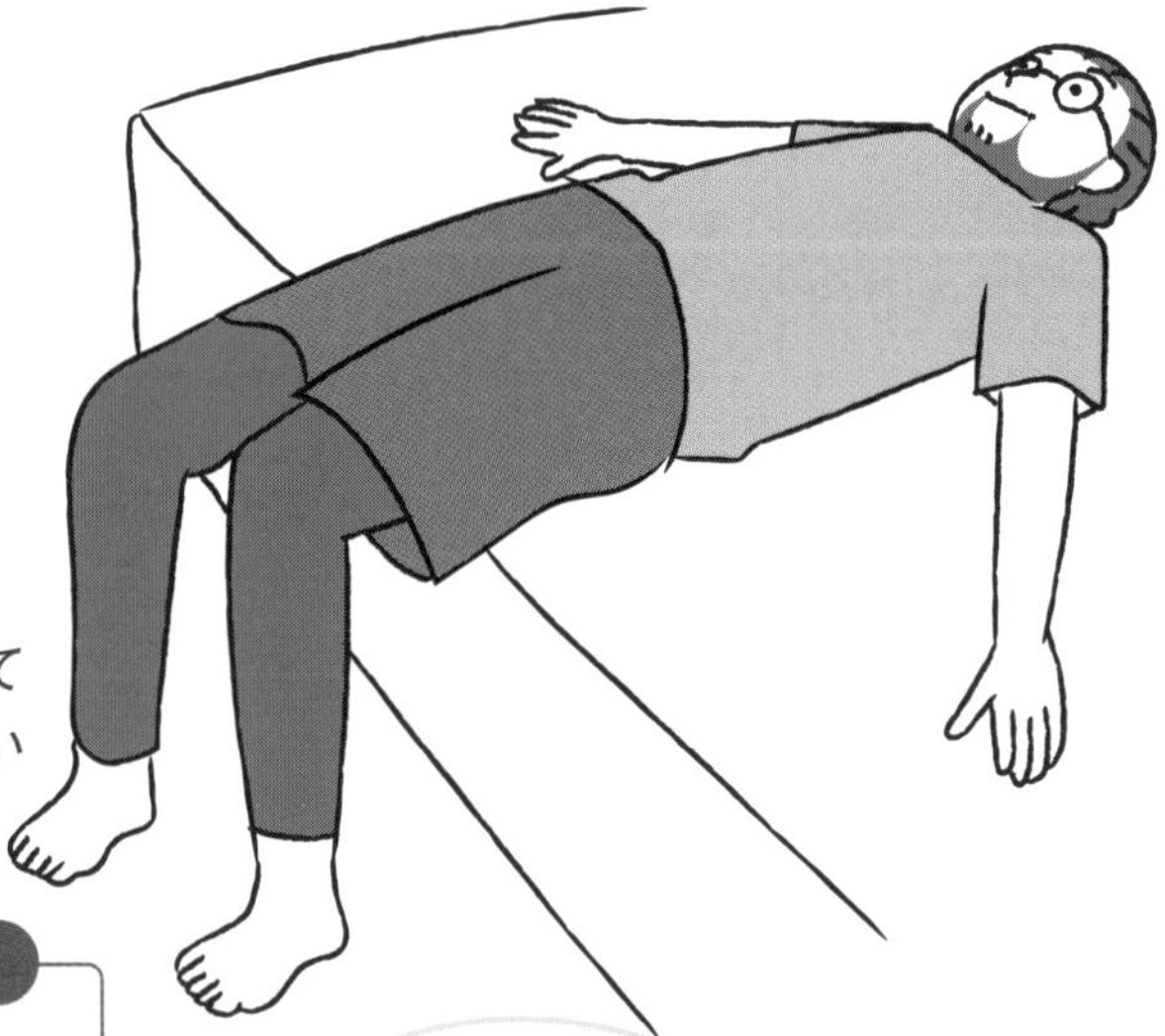

1

ベッドのふちに太ももから下がはみ出るようにあおむけになる。

床に足を伸ばして寝て行ってもよい

運動アレンジ

両足を持ち上げるのがキツいときは、片足ずつ行う。できるようになったら回数を増やす。1セット20回なら超上級。

超上級

僕は「レッグレイズ」を20回やったあとに、「のけぞり腹筋」を30回できるようになりました。1セットの回数を徐々に増やしていけるといいですね

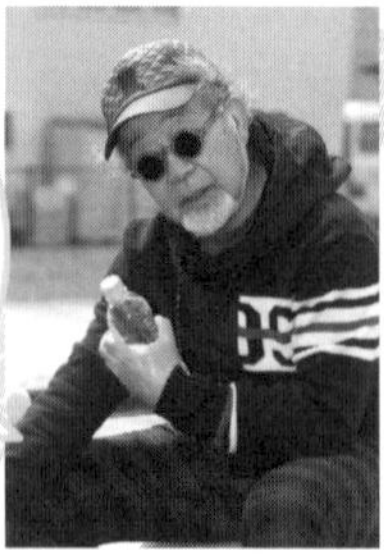

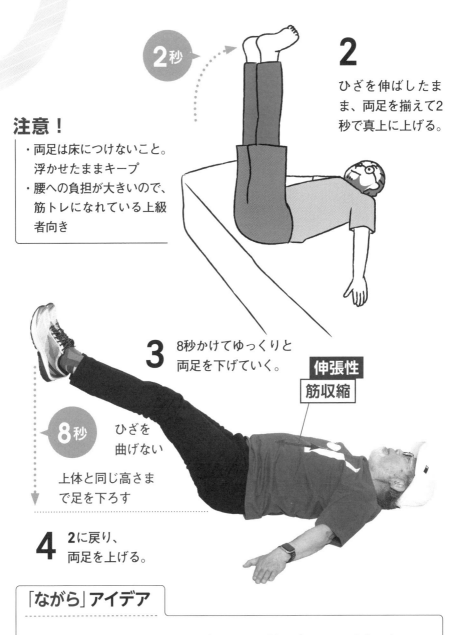

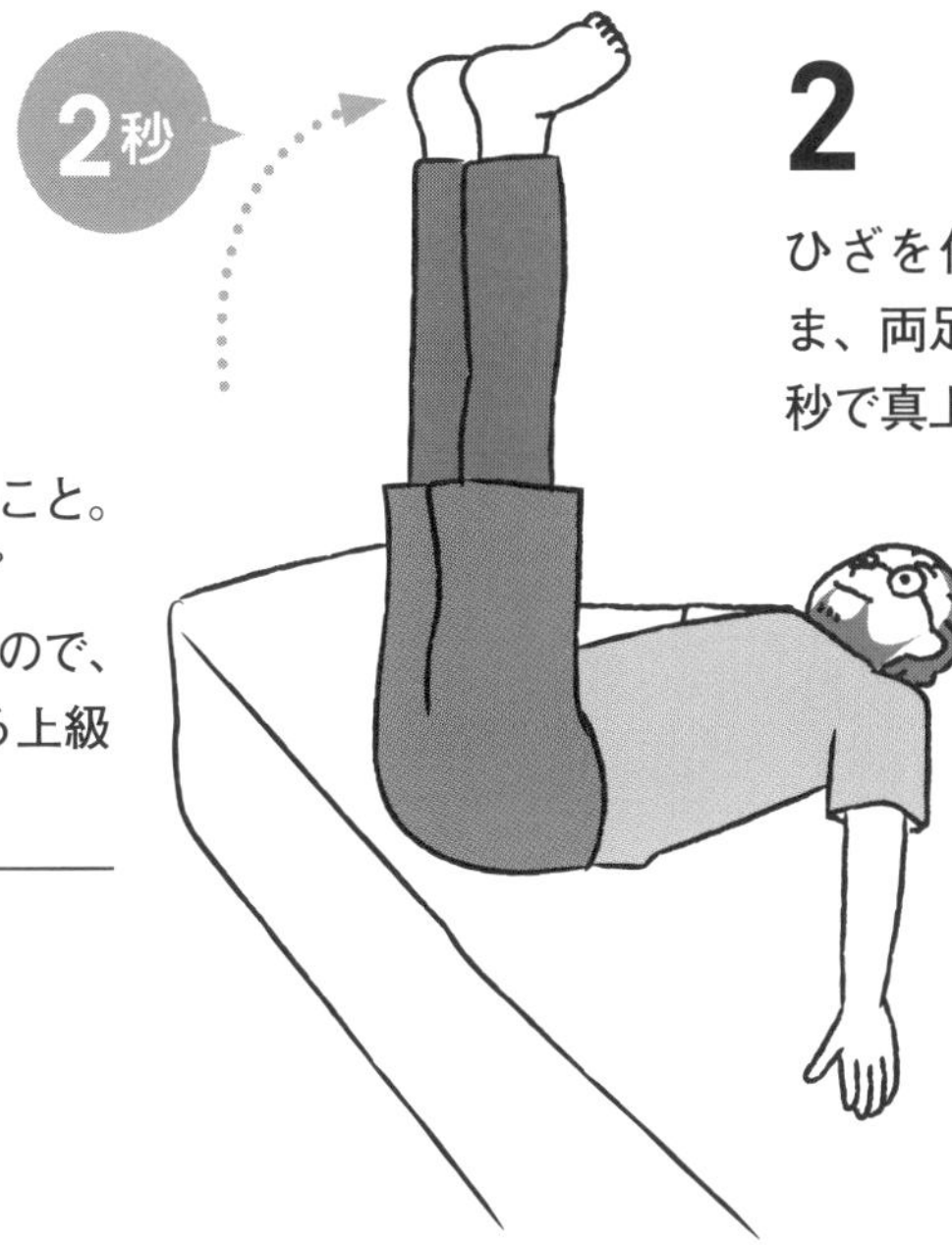

2

ひざを伸ばしたまま、両足を揃えて2秒で真上に上げる。

注意！

・両足は床につけないこと。浮かせたままキープ
・腰への負担が大きいので、筋トレになれている上級者向き

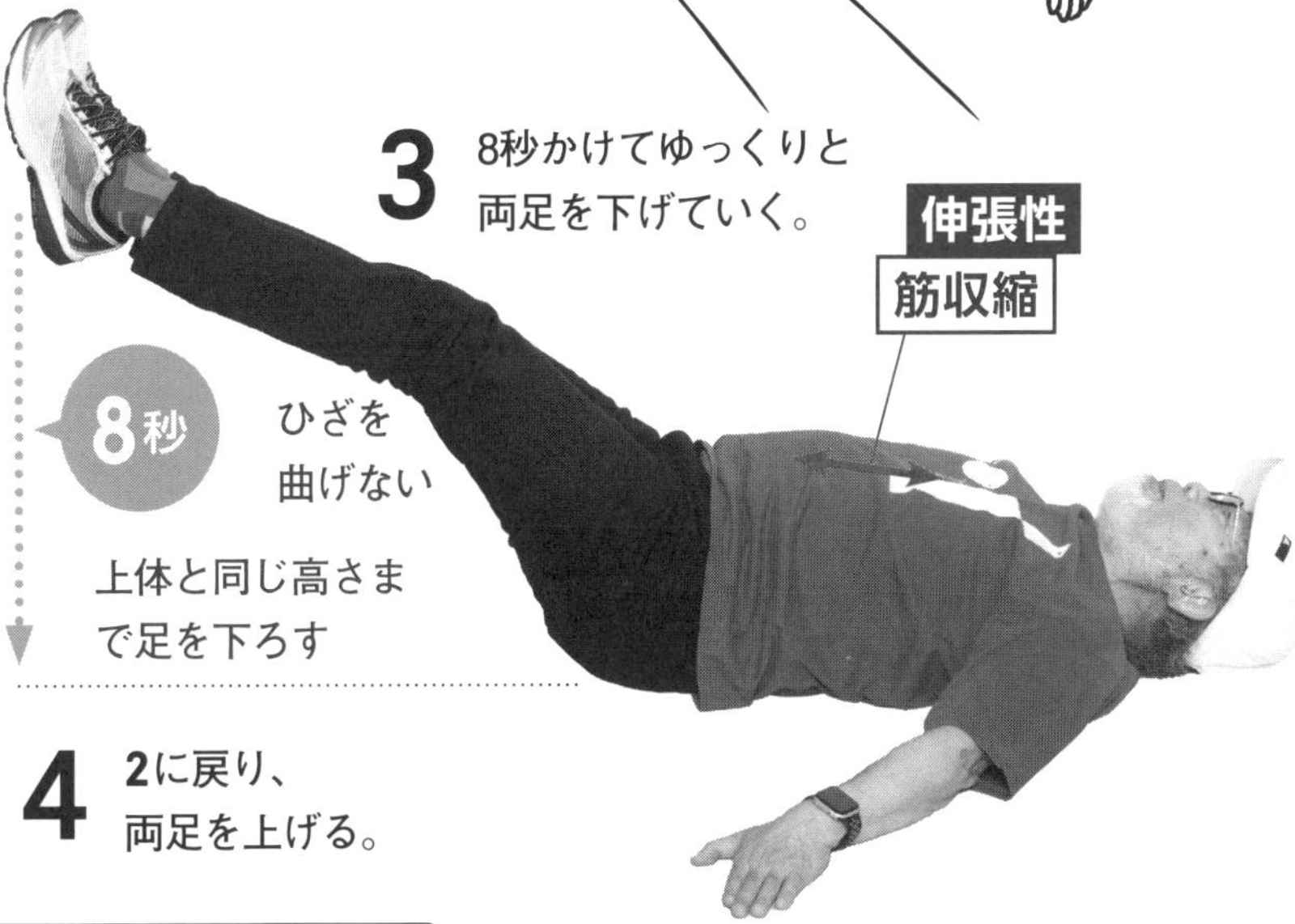

3

8秒かけてゆっくりと両足を下げていく。

4

2に戻り、両足を上げる。

「ながら」アイデア

●干したふとんを取り込んだら、ベッドの上で1～2セット

※「⑫レッグレイズ」をやった翌日は、「⑪のけぞり腹筋」、その翌日は再び「⑫レッグレイズ」というようにローテーションを組み、毎日同じ運動が続かないようにする。

⑬ ヒップアブダクション
横向き寝で足上げ

中級

主な筋肉：大臀筋《だいでんきん》　中臀筋《ちゅうでんきん》

回数	1セット	右足10秒×3回 ＋ 左足10秒×3回	1日2セット

足を下ろすときの動きが伸張性筋収縮。お尻の筋肉を鍛えると、骨盤が安定してしっかりと歩けるようになります。転倒予防には不可欠の筋肉です。美尻効果も抜群！

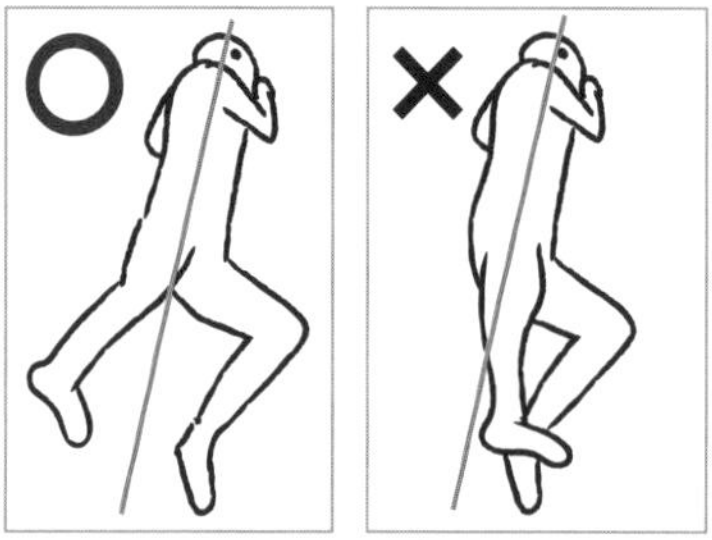

注意！

・頭と上体の直線上よりも、右足が前に出ないようにする

1 左向きに寝て、左腕を曲げて頭を支え、左足も曲げてやや体の前に置く。

鍛える筋肉に手を当てながら行うと筋肉の動きを感じられる

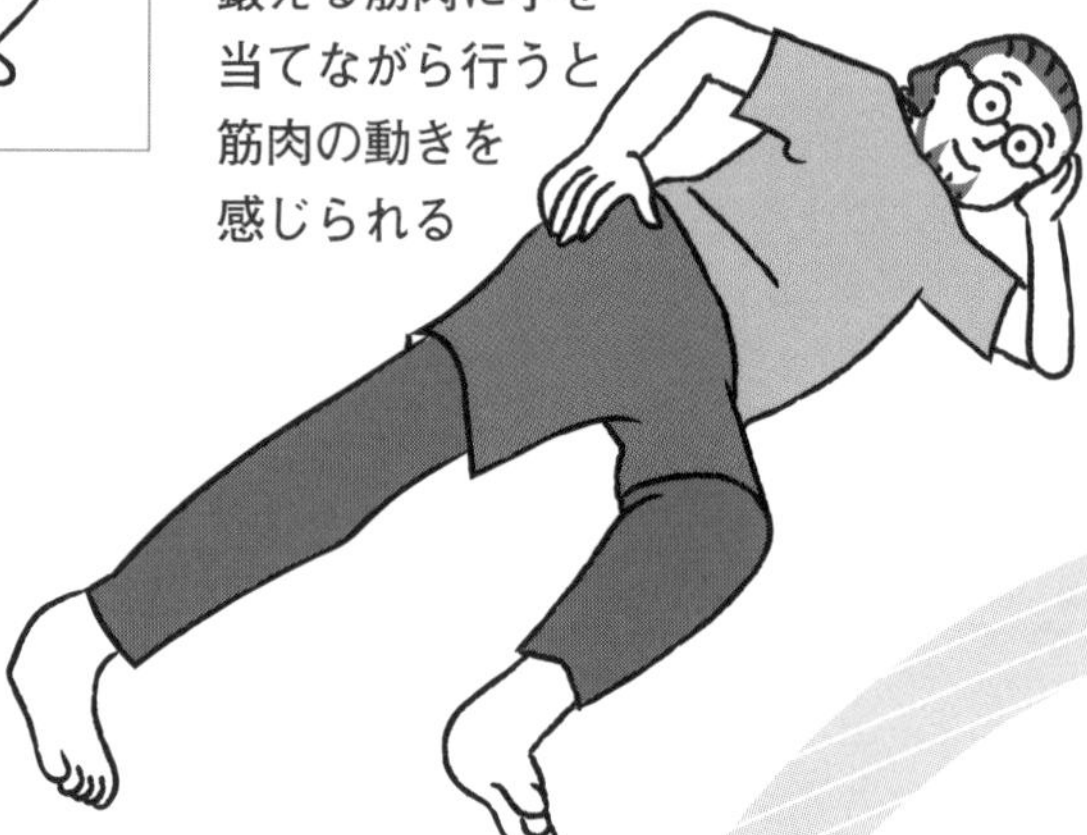

2

右足のひざを伸ばしたまま、2秒で右足を持ち上げる。このときは、短縮性筋収縮になる。

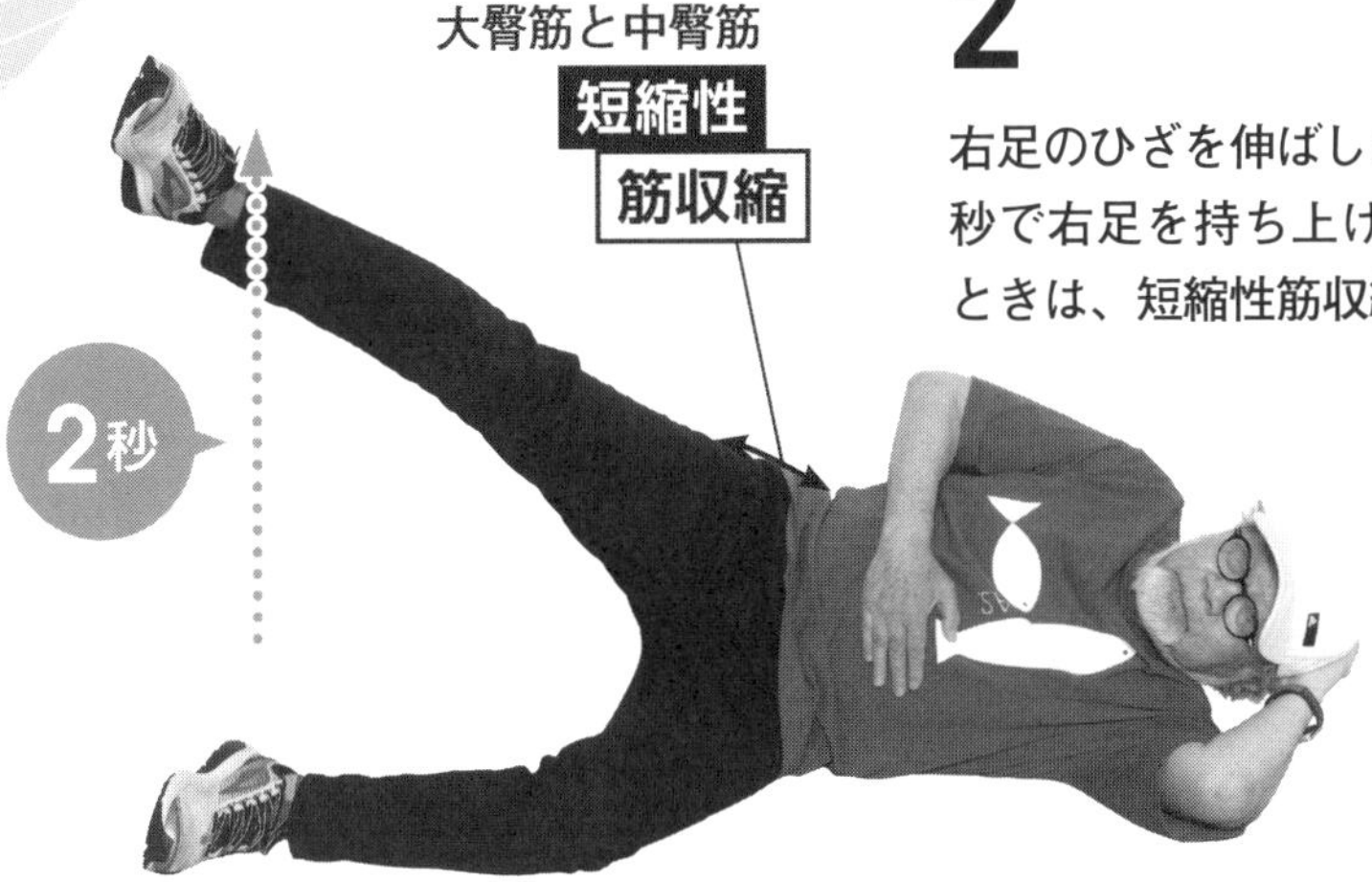

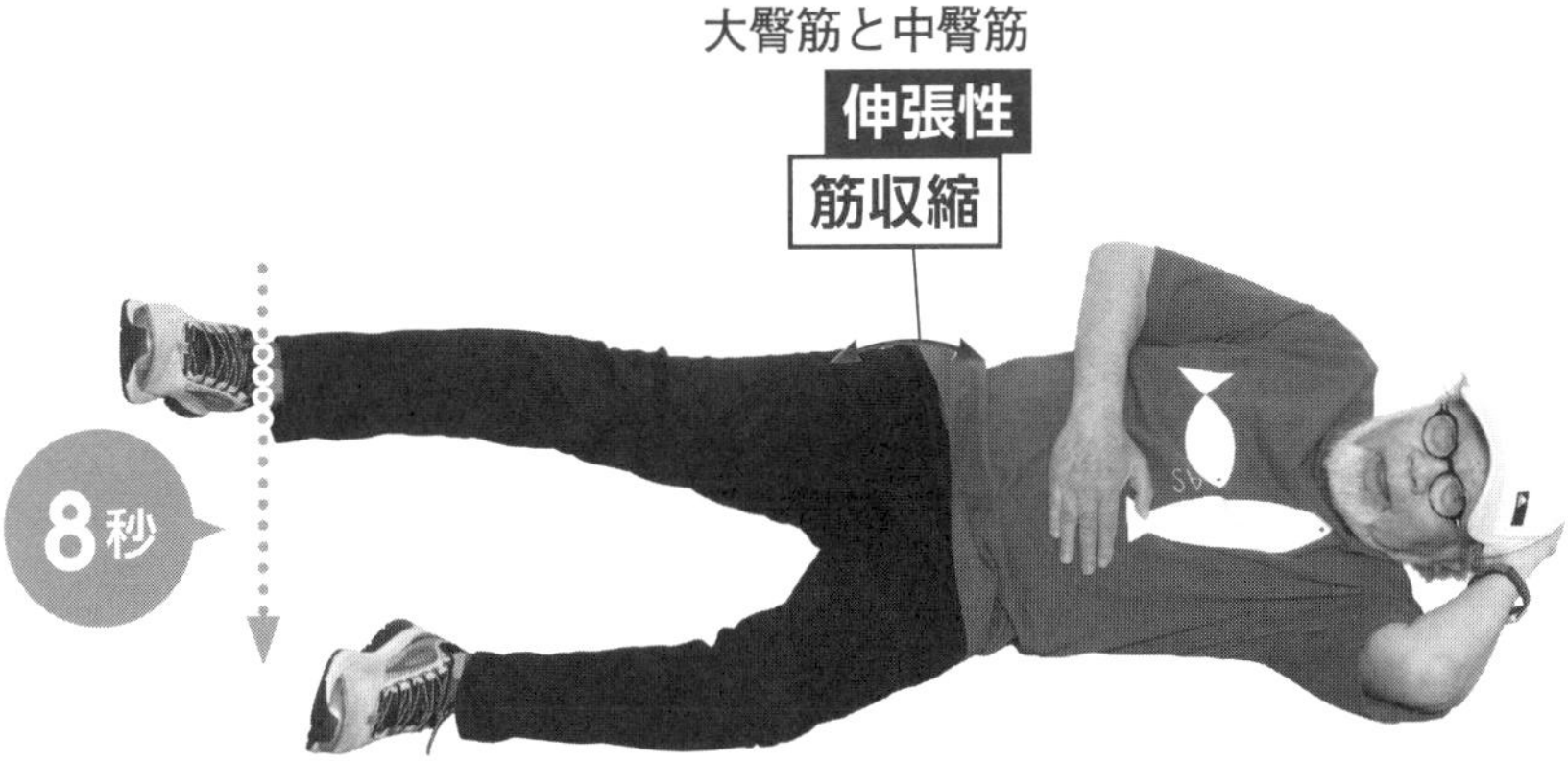

3

8秒かけてゆっくりと右足を下げていく。

注意！

・右足はできるだけ低い位置まで下ろす（そのために左足を前に置く）。

4

3回行ったら足を替え、右足を下にして、ひざを伸ばした左足を持ち上げる。

「ながら」アイデア

●寝転んでペットと遊んだり、テレビを見たりしながら1セット

14 ライイングサイドレイズ

ひじを伸ばして腕の上げ下げ

初級

主な筋肉：三角筋《さんかくきん》

回数	1セット	右手10秒×3回 ＋ 左手10秒×3回	1日3セット

横向きに寝て、ペットボトルを真上からゆっくり下ろして肩と背中の筋肉を鍛えます。500㎖のペットボトルでは筋トレ効果が弱いので、可能なら1㎏のダンベルを用意して行ってください。

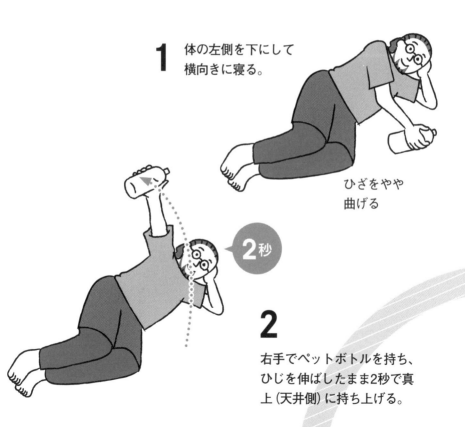

1 体の左側を下にして横向きに寝る。

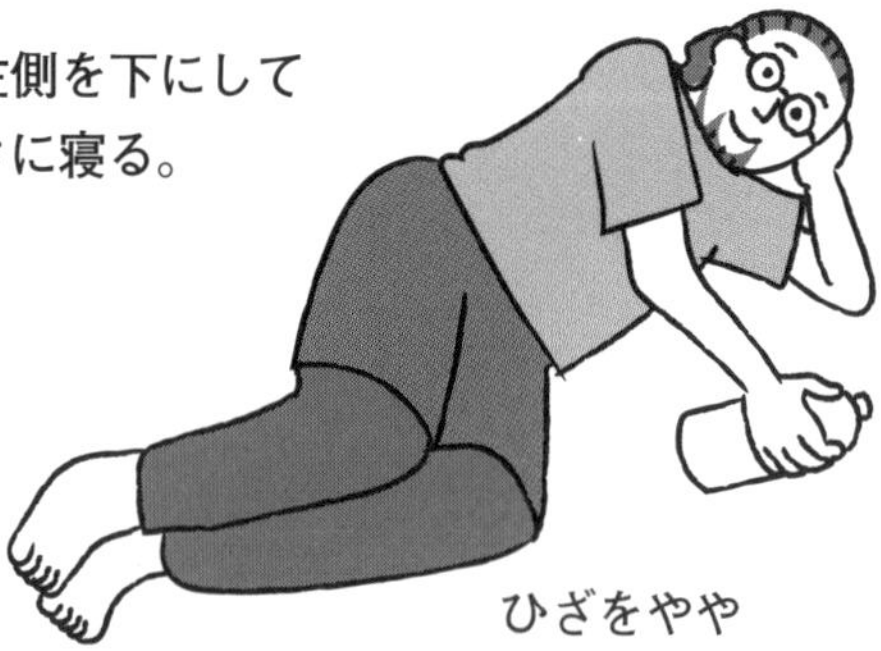

ひざをやや曲げる

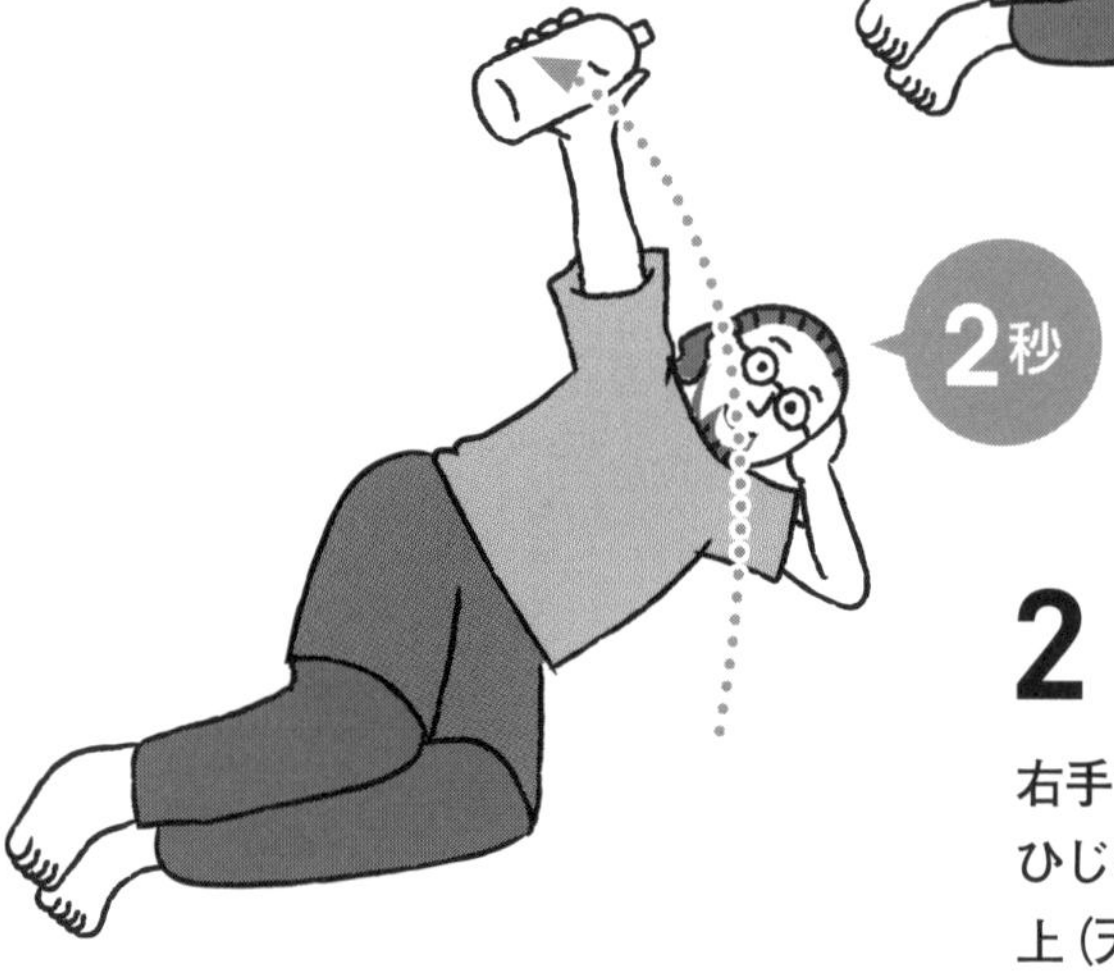

2 右手でペットボトルを持ち、ひじを伸ばしたまま2秒で真上（天井側）に持ち上げる。

注意！

・背中が丸まったり、おなかが突き出たりしないようにする

3

ひじを伸ばしたまま、8秒かけてゆっくりと腕を下ろし、ペットボトルを床に近づける。

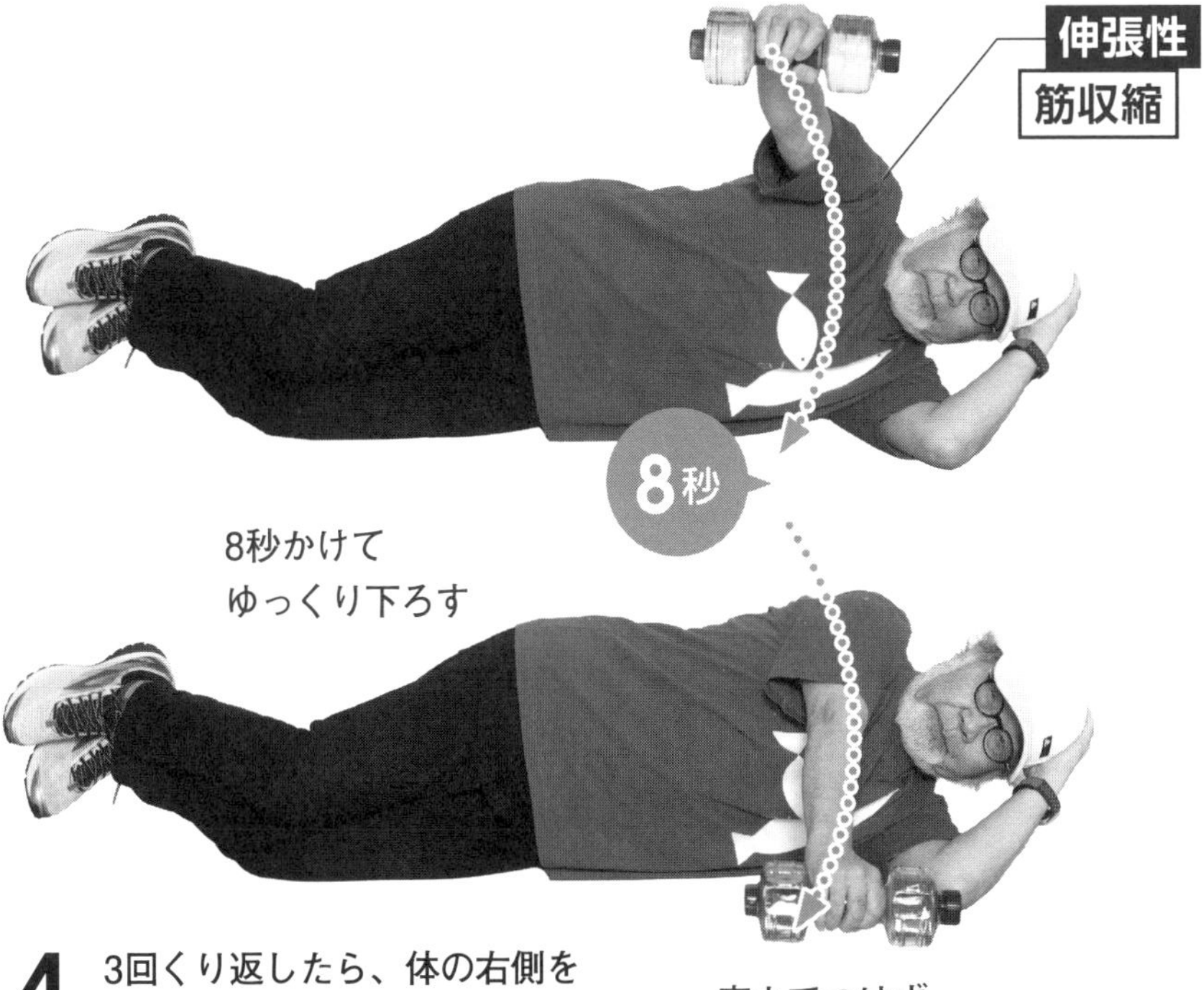

8秒かけて
ゆっくり下ろす

床までつけず、
ぎりぎりで止めて**2**へ戻る

4

3回くり返したら、体の右側を下にして横向きに寝て、左手でも同様に行う。

「ながら」アイデア

- 散歩の前と後にソファや床に寝転んで1セットずつ
- 朝起きたときと夜寝る前にふとんの上で1～2セット

Column

首の筋肉を鍛えて、若々しい姿勢をキープ

「頸《けい》部《ぶ》伸筋群」は、後頭部から首や肩、背中にかけて広がっており、頭を支えて、首を後ろに倒す、首をまわすといった動作で使われます。「頸部屈筋群」は、耳の後ろから鎖骨までつながる筋肉で、首を前に倒す、首をひねるといった動作で使われます。階段で足もとを見るなど、うつむく動作に不可欠で、呼吸やものを飲み込む動作でも補助的に使われています。

首の筋肉が衰えると、頭が前に下がり、ネコ背になって背中が丸くなり、年齢よりも老けて見られるようになります。ときには首の筋肉を鍛えて、姿勢の若々しさを維持してください。

●首の筋トレ「頭押し運動」のやり方

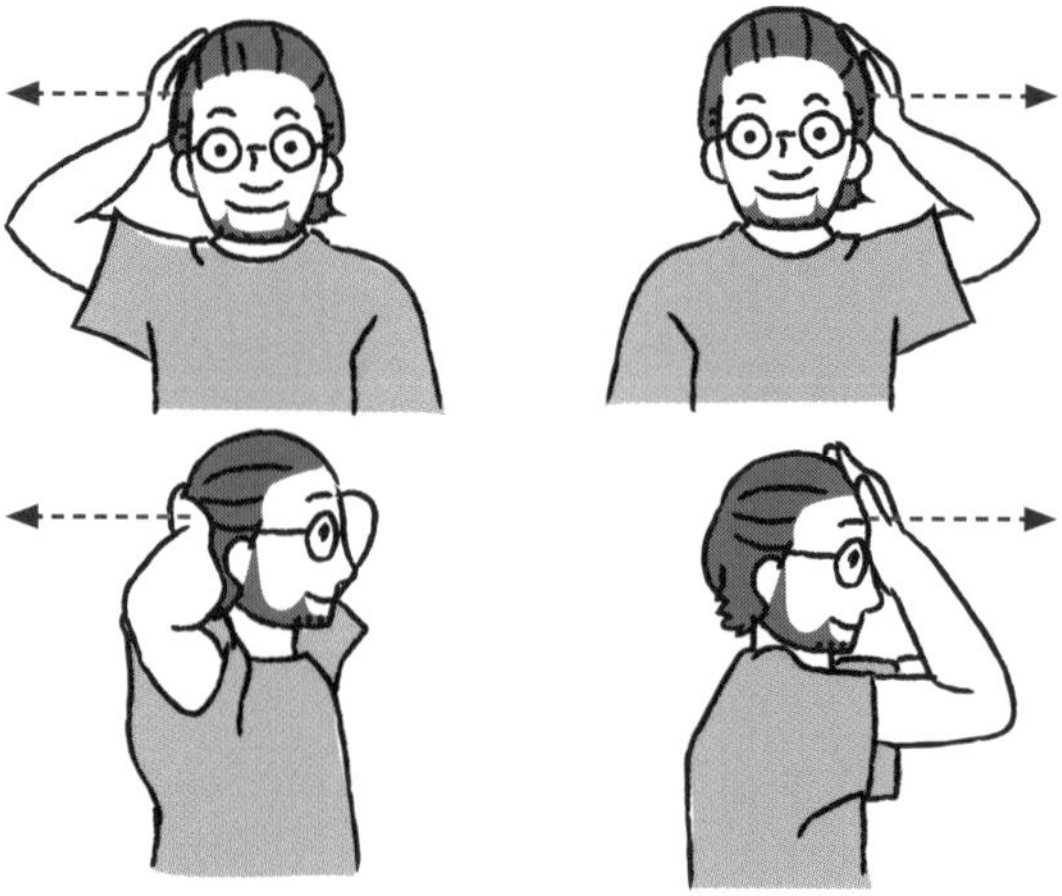

首を動かそうとする反対側に手を置き、首に力をこめるとともに、頭が動かないように手を押して10秒キープする。ただし、首の筋肉は傷みやすいので、強く押したり急に押したりせずに、ゆっくり行うこと。前後左右にそれぞれ3回くり返すのを1セットで、1日3セットが目標。ちなみに頭押し運動は、「等尺性筋収縮」運動にあたる。

第3章

腕と手指を鍛える伸張性筋収縮運動

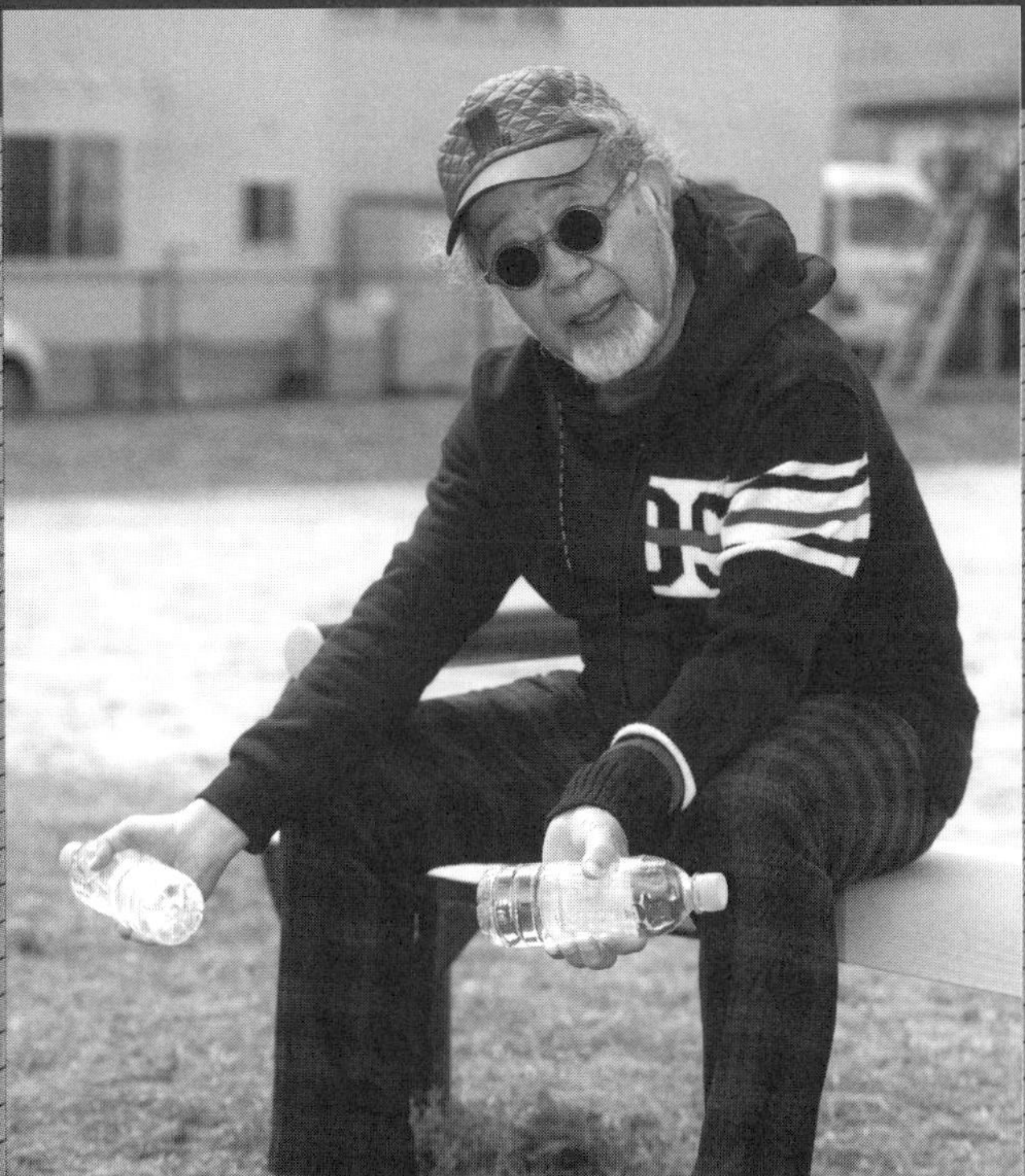

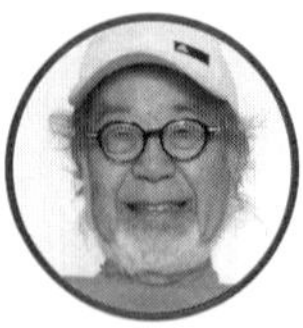

握力&腕力アップで日常生活を快適に

腕と手指の筋トレ

私たちは、毎日の生活の中で、無意識のうちに腕や手指の筋肉を使っています。ごはんを食べるときには茶碗や箸を持ち、着替えをする際は指先でボタンを留め、洗濯物を干すときは、指先で洗濯物をつまみ、腕を持ち上げて物干し竿に干しています。このように、起きている間ずっと腕と手指の筋力を使い続けています。

一般的に、全身の筋力は30代から、握力は40代から衰え始めるといわれています。すると、握る、持つなどの動作がうまくできなくなることが増えてきます。特に女性は、もともと男性よりも握力が弱いことが多いので、年齢とともに握力が低下しやすいのです。

例えば、「ペットボトルや瓶のフタが開けにくくなった」「ひねるタイプのドアノ

主な筋肉

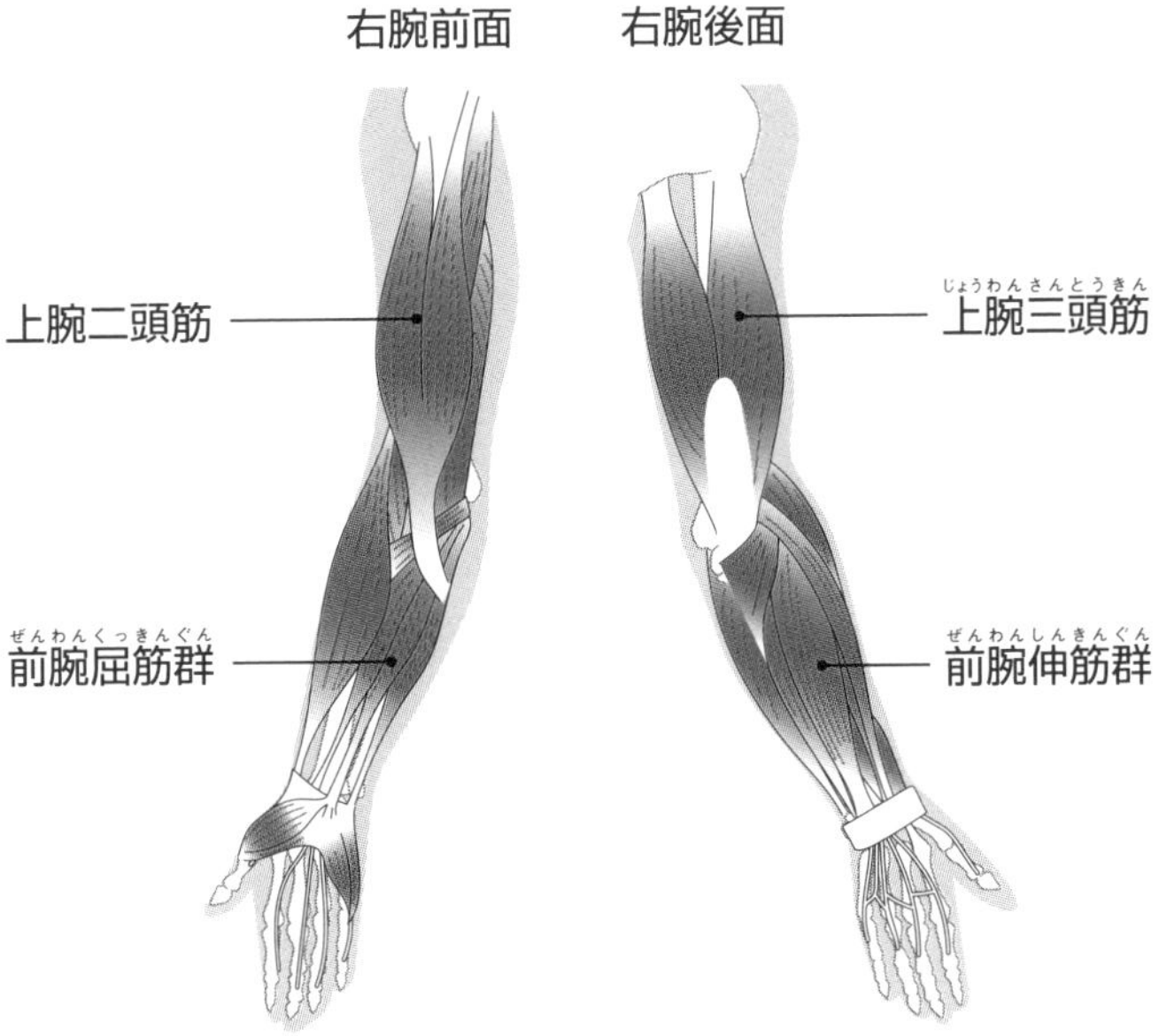

1日のトレーニングメニューの例

同じ運動が続かないように

3つの中から1日に1つ選んで行う

① インクラインカール　or　② ひじを曲げて腕の上げ下げ　or　③ リストカール

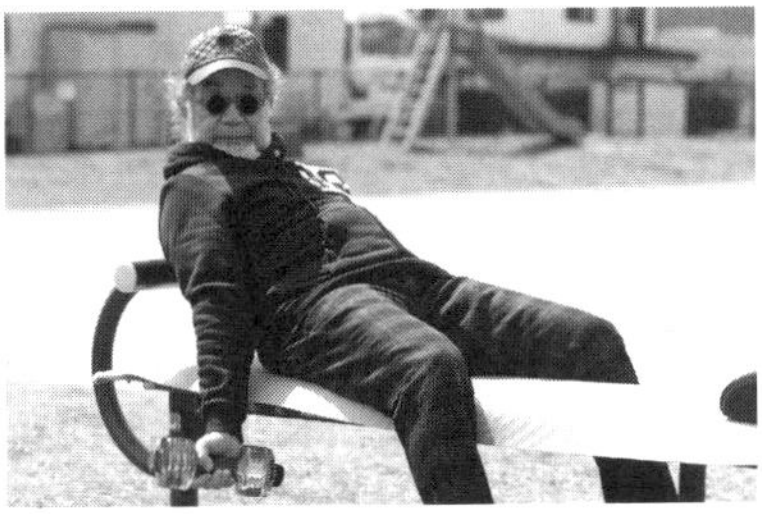

※①～③の数字は、P.90～のトレーニングの数字に対応しています。

ブが開けにくい」「ぞうきんをかたく絞れない」といったことが増えてきたら、握力や腕力の低下が進んでいるサインかもしれません。快適な日常生活のためにも、握力と腕力の筋トレを毎日の習慣にしてください。

ダンベルを用意して本格的に自宅筋トレ

腕の筋肉は主に、ひじから手首までの「前腕屈筋《ぜんわんくっきん》・伸筋《しんきん》群」が手指を動かし、肩からひじまでの「上腕二頭筋《じょうわんにとうきん》・上腕三頭筋《さんとうきん》」に肩の筋肉である「三角筋《さんかくきん》」が加わって、腕を動かしています。

本書で紹介する3つの筋トレは、水を入れたペットボトル（500㎖・0.5kg）を持って行うように説明していますが、慣れてきたら、1kg以上のダンベルを購入して行うと筋トレの効果がより高まります。

片手に1kgのダンベルを持つことから始めて、2kg、3kgと増やしていってください。3kgのダンベルトレーニングができれば、自宅筋トレとしてはベストといえるでしょう。

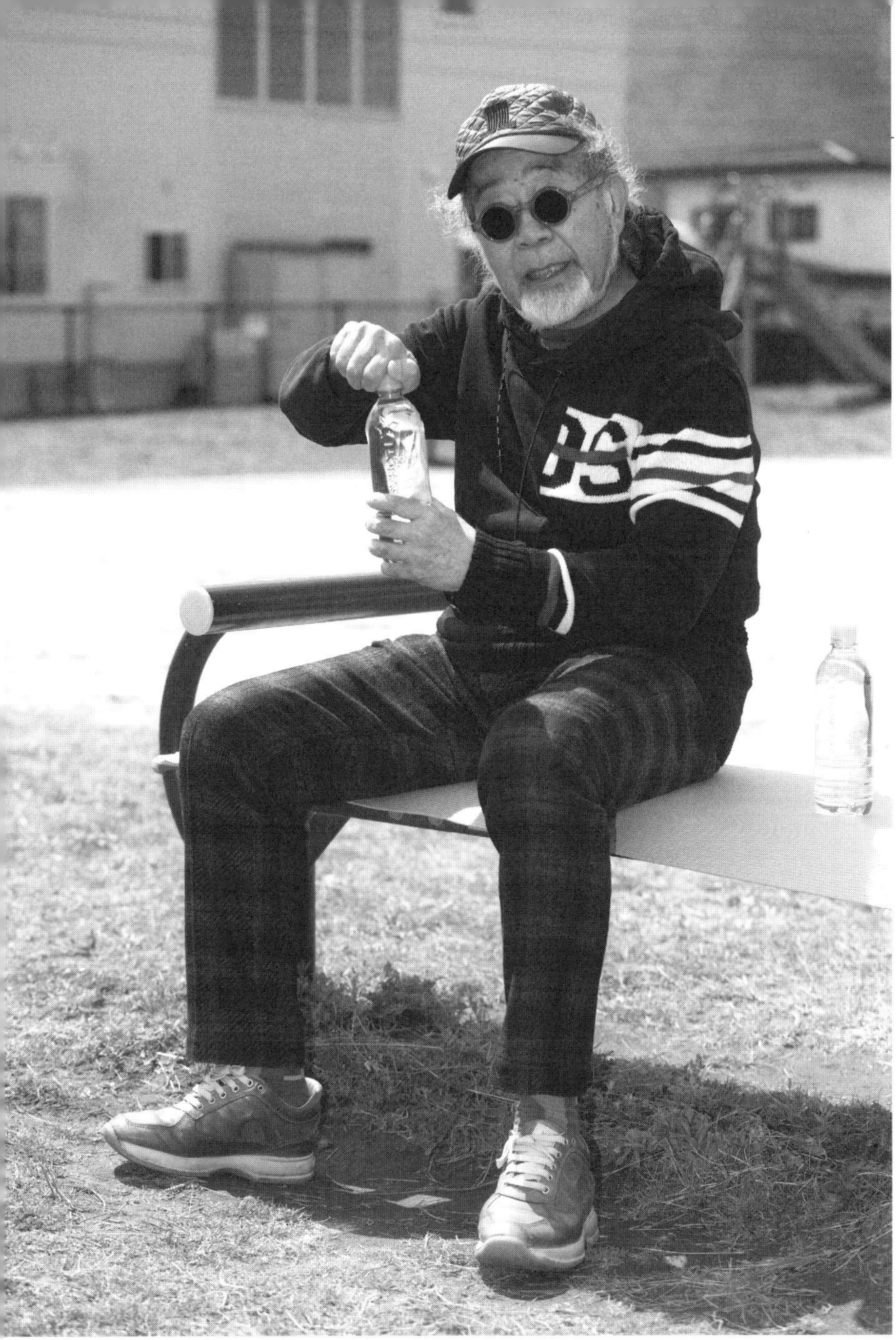

指を動かす筋肉が弱まると、ペットボトルのフタが開けづらくなります。
第３章では手や指の筋肉を短時間でしっかり鍛える方法をご紹介します。

① インクラインカール

座ってひじをゆっくり伸ばす

初級

主な筋肉：**上腕《じょうわん》二《に》頭筋《とうきん》**（力こぶの強化）

回数	1セット	右手 **10**秒×**5**回 ＋ 左手 **10**秒×**5**回	1日**3**セット

トレーニングジムでは、背もたれが斜めになったベンチに腰かけてダンベルを上げ下げして行います。自宅では背もたれのあるイスを使って行うといいでしょう。

1

片手にペットボトル（ダンベル）を持ち、イスに浅く腰かけて、上体をまっすぐに保ったまま背もたれに寄りかかる。

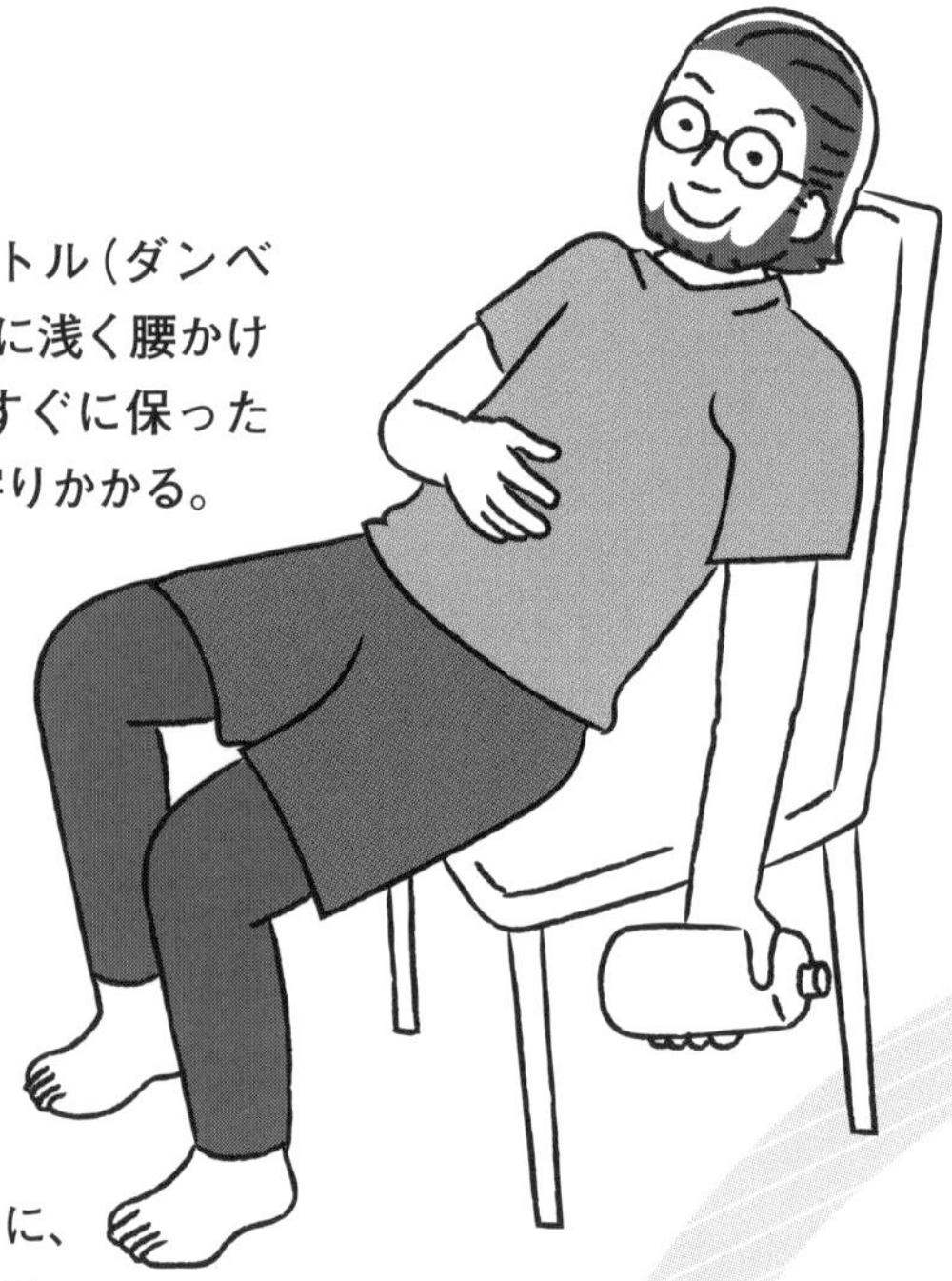

注意！

- 背中が丸まらないように、背すじをまっすぐに保つ
- 呼吸を止めずに行う

2

左手にペットボトルを持ち、ひじを曲げて胸の高さに2秒で上げる。

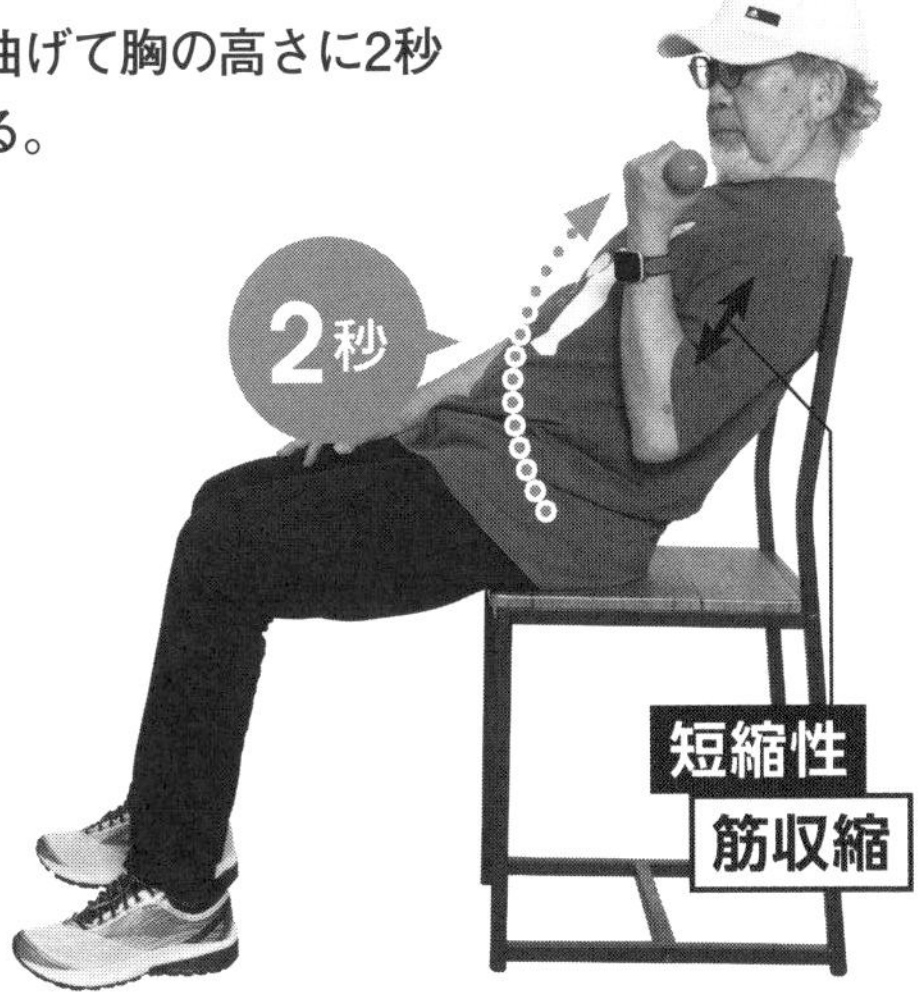

3

ひじを伸ばし、大きな弧を描くように、ペットボトルを胸の前から体の後ろまで8秒かけてゆっくりと動かす。

8秒かけてゆっくりと
弧を描くように下ろす

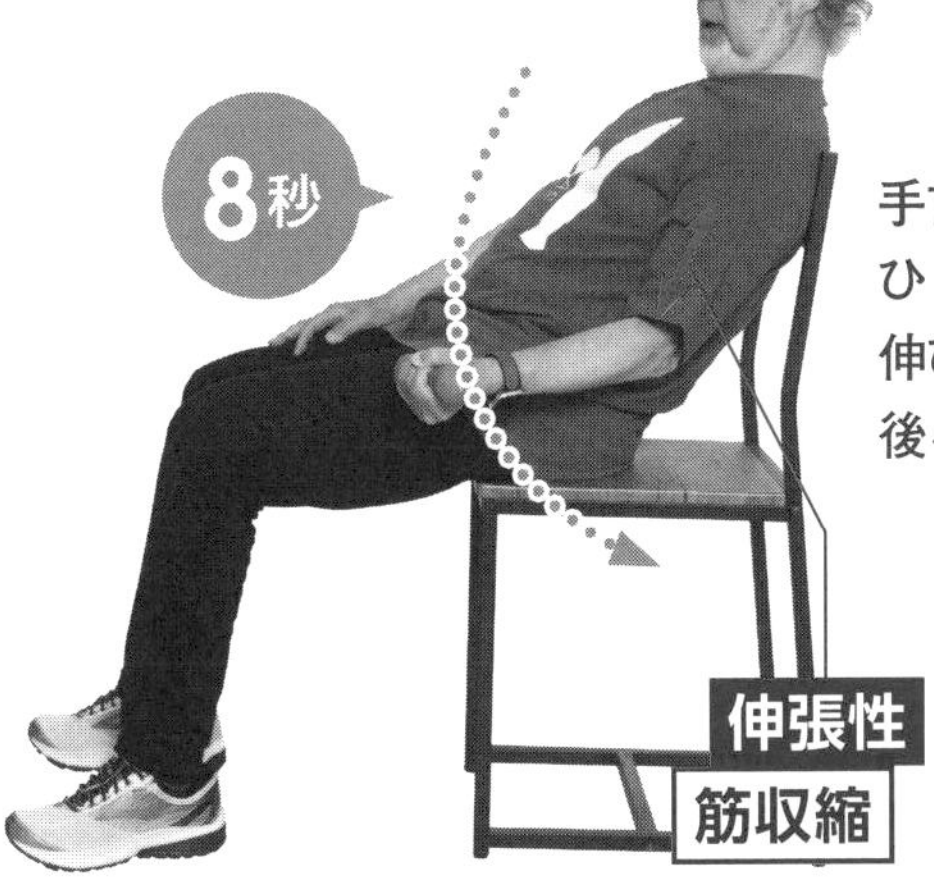

手首は曲げないこと
ひじがまっすぐ
伸びきるまで
後ろへ動かすのがコツ

4

3回くり返したら、右腕でも同様に行う

「ながら」アイデア

- 買い物後に、買い物袋を片手に持って歩きながら1セット
- テレビを見ながら1～2セット

② ひじを曲げて腕の上げ下げ

初級

主な筋肉：上腕《じょうわん》二《に》頭筋《とうきん》

回数　1セット10秒×5回　1日3セット

ひじを曲げてペットボトルを上下させる運動です。「①インクラインカール」もそうですが、運動になれたらダンベルを用意して行いましょう。筋トレ効果がアップします。インクラインカールが上体を斜めにして行うのに対して、こちらは上体を垂直に保って行います。

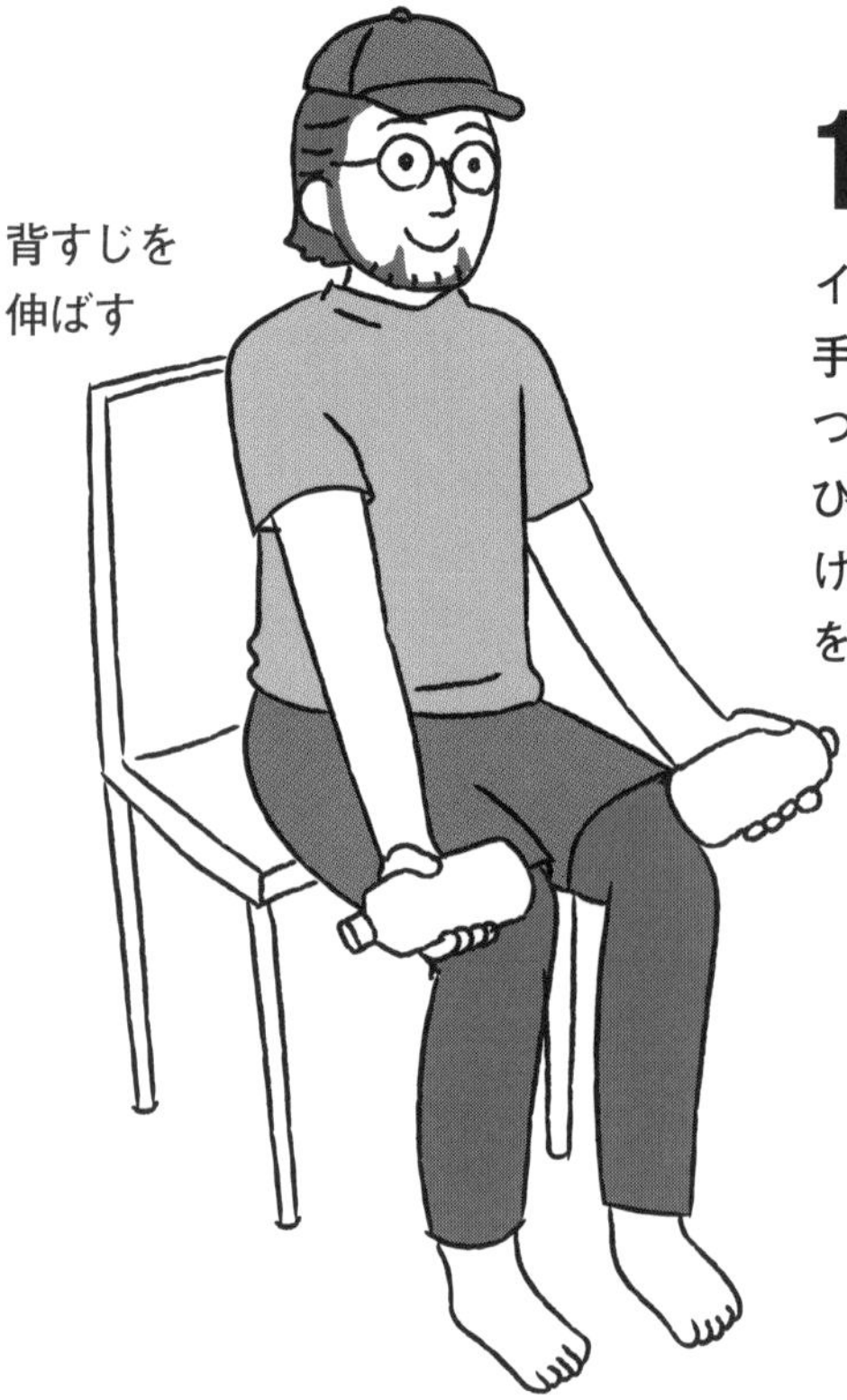

1

イスに浅く腰かけて、右手と左手にそれぞれペットボトルを持つ。脇を締めて両腕を体につけ、ひじを伸ばし手のひらを上に向けてペットボトル（ダンベル）を前に出す。

運動アレンジ

ダンベルは両方を同時に下ろさずに、片方ずつ交互に行ってもいいでしょう。中級はダンベル1kgで1セット10回、上級はダンベル2kgで1セット10回。

中級　上級

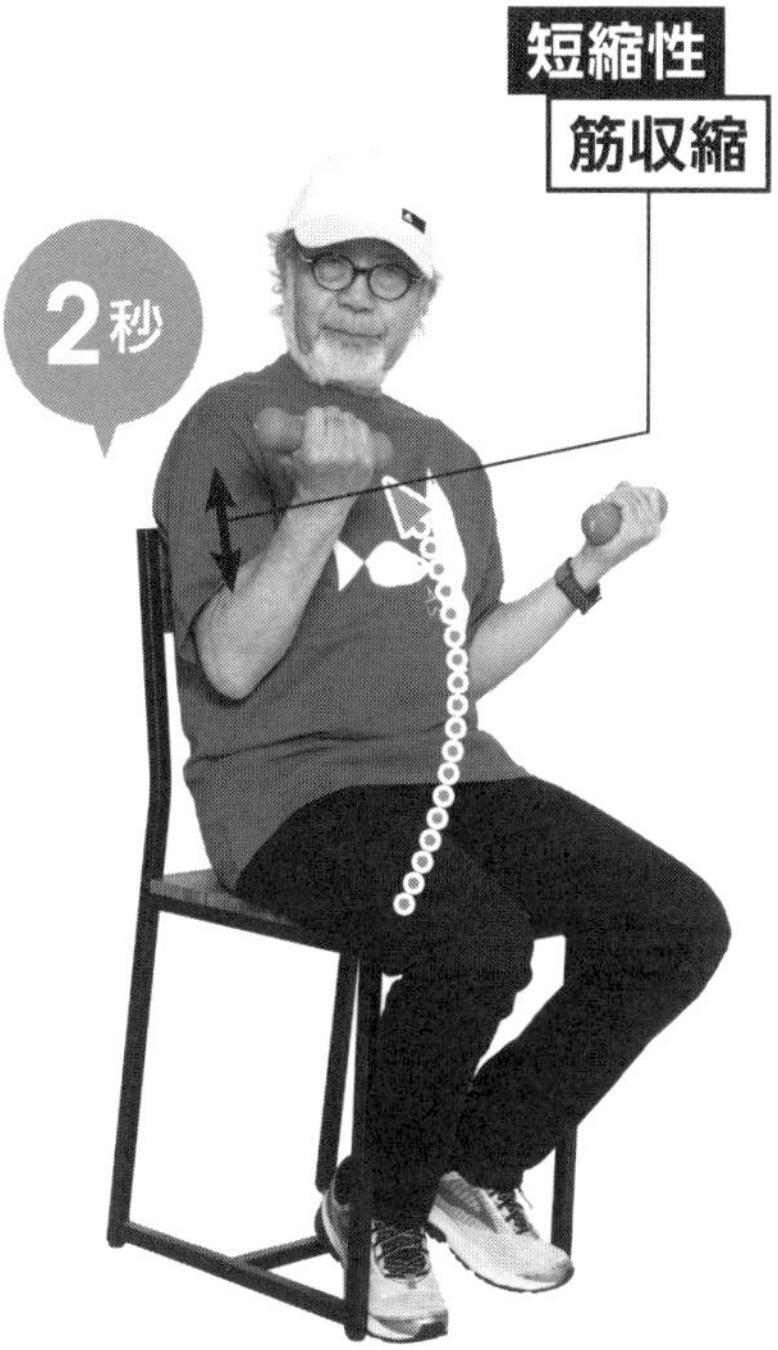

2 両ひじを同時に曲げて
ペットボトルを2秒で
持ち上げる。

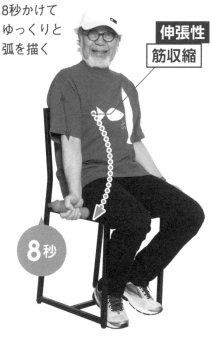

3 手首は曲げないこと
ひじが伸びきるまで下ろす

持ち上げたペットボトルを、8秒かけてゆっくりと下ろし、腕とひじが一直線になるようにする。

注意！

・背すじを伸ばして行うこと

「ながら」アイデア

- トイレに座ったときに1セット（ダンベルを忘れずに）
- 家事の合間で一息つく際にイスに座って1セット

※「①インクラインカール」をやった翌日は、「②ひじを曲げて腕の上げ下げ」をやるようにして、毎日同じ運動が続かないようにする。

3 リストカール
ペットボトルで握力強化

初級

主な筋肉：前腕屈筋群《ぜんわんくっきんぐん》

回数　1セット10秒×5回　1日3セット

箸や茶碗を持ったり、ボタンを留めたり、スマートフォンを操作したりと、日常生活に欠かせない指を動かす筋肉をしっかり鍛えて、握力を保持しておきましょう。ビン詰めのフタが開けづらくなった人はぜひ。

1

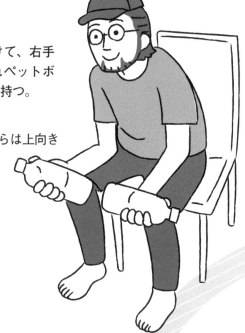

イスに浅く腰かけて、右手と左手にそれぞれペットボトル（ダンベル）を持つ。

運動アレンジ

手のひらを下に向けた状態でダンベルの上げ下げを行うと、前腕伸筋群の筋トレになる。

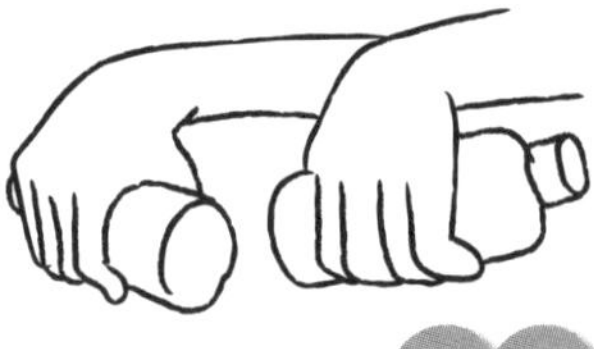

初級

2 上体を前に倒し、ひじから手首までを太ももに当てる。手のひらを上に向けた状態でペットボトルを持ち、両方の手首を2秒で上に曲げる。

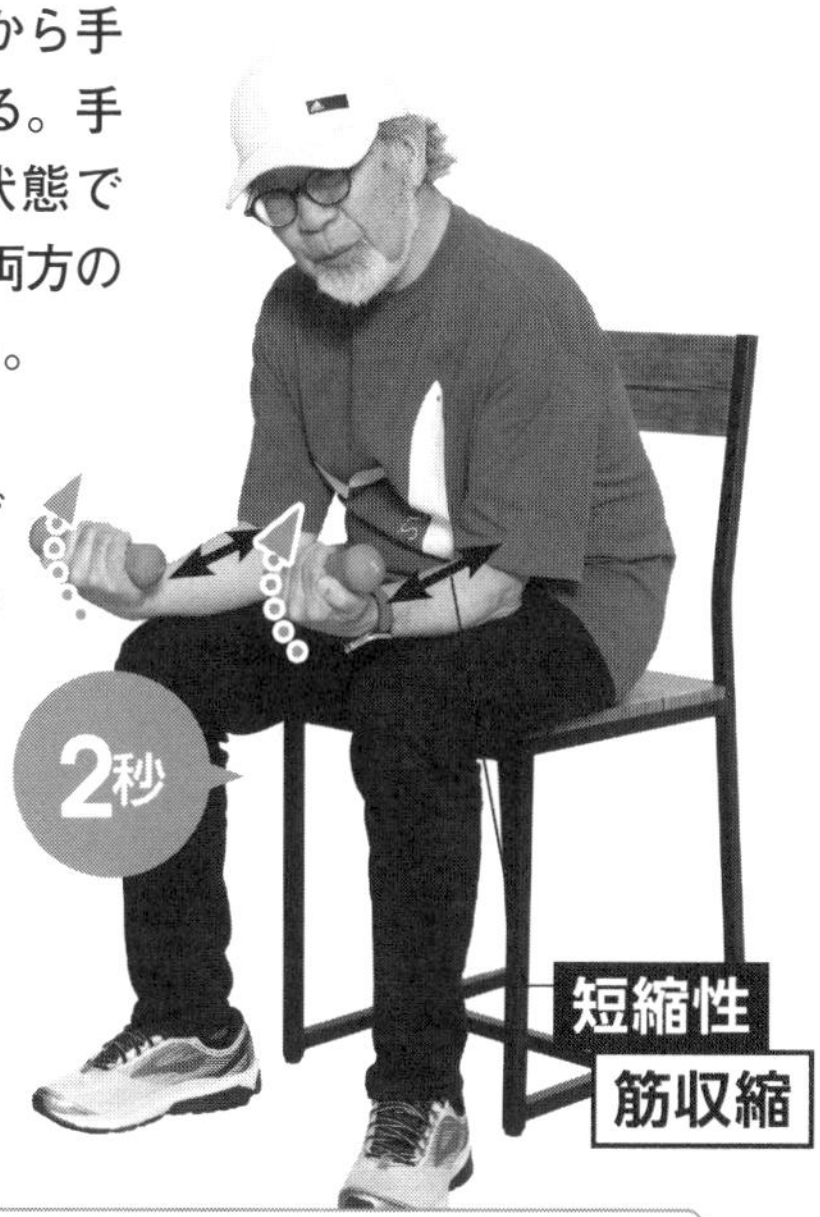
腕は動かさず
手首だけを曲げる
2秒
短縮性
筋収縮

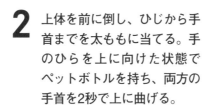

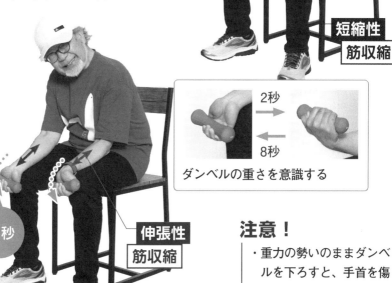

3

持ち上げたペットボトルを8秒かけてゆっくり下ろしていく。

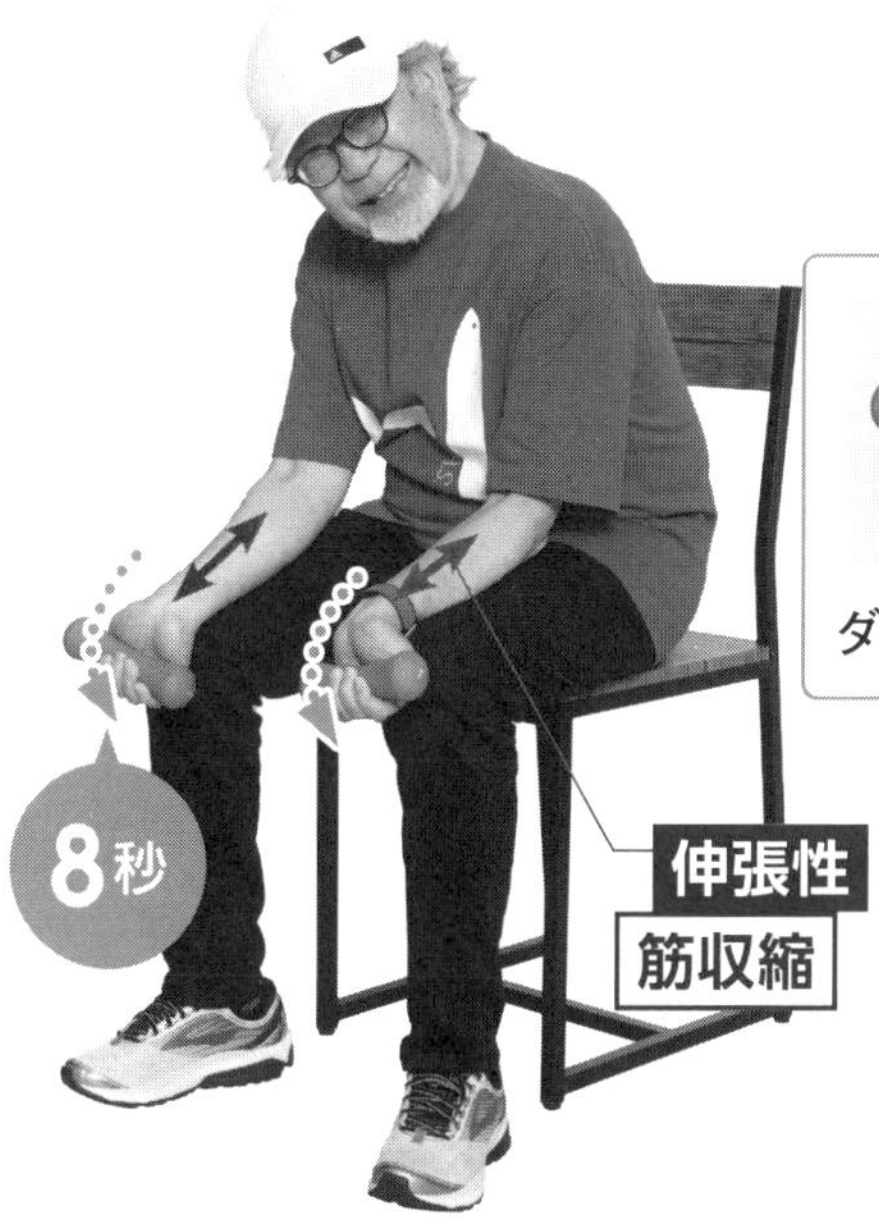

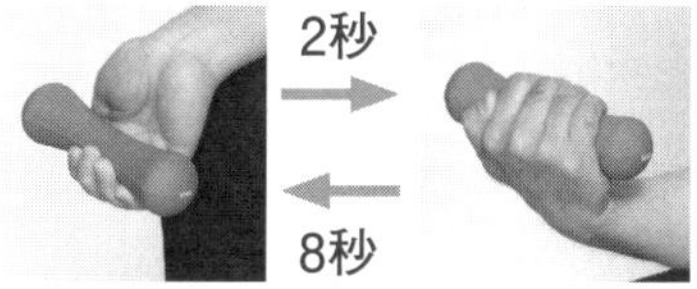

ダンベルの重さを意識する

注意！

・重力の勢いのままダンベルを下ろすと、手首を傷めるので注意

「ながら」アイデア

- 雑誌・新聞・本などを読みながら3セット
- テレビの天気予報を見る習慣にリストカール1セットを加える

Column

6種類のスクワット

ここまで、さまざまな「伸張性筋収縮」のトレーニングを紹介してきましたが、もっとも効果的なのが大腿四頭筋《だいたいしとうきん》や大臀筋《だいでんきん》、内転筋群《ないてんきんぐん》などの筋肉を鍛える「スクワット」です。第1章では「ワイド・スクワット」「トイレ・スクワット」「ブルガリアン・スクワット」を紹介しましたが、ほかにも、腕の上げ下げの反動を使うので高齢者がやりやすい「ヒンズー・スクワット」や「ジャンピング・スクワット」、体をひねりながら行う「ツイスト・スクワット」もおすすめです。この3つは脂肪を燃やして体重コントロールに役立つうえ、有酸素運動にもなるので心肺機能が強化され、息切れなどが少なくなります。

●ヒンズー・スクワットとジャンピング・スクワット

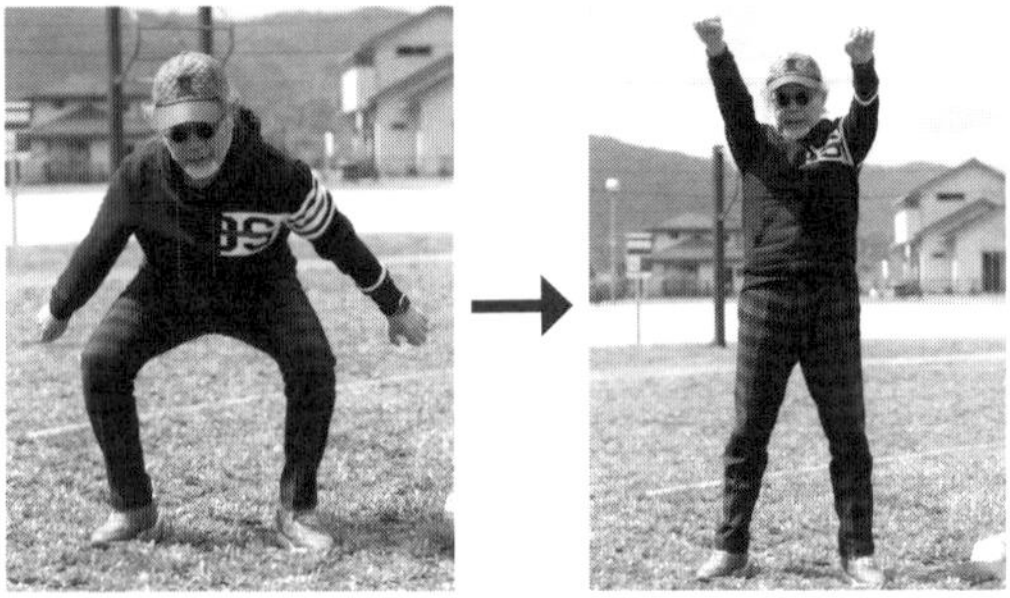

ひざを曲げて腰を落とした状態から、腕を上げる反動を利用して、腰を伸ばす（腕を空に向かって振り上げる反動でジャンプするのが「ジャンピング・スクワット」）。腕の上げ下げの動きに合わせて腰を上下させるので、リズミカルに素早く行う。

●ツイスト・スクワット

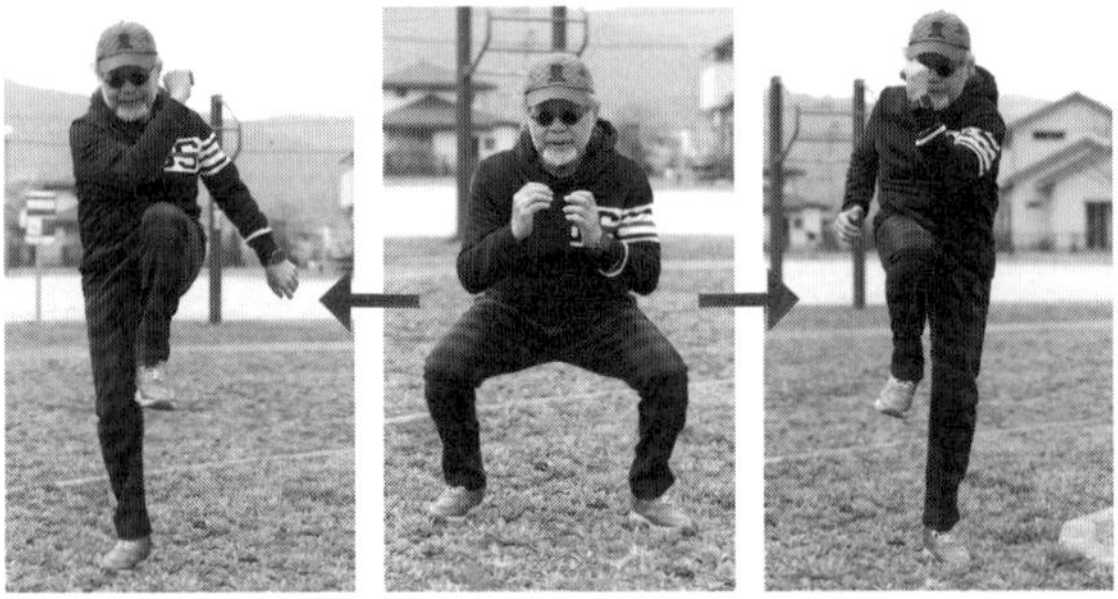

腰を落とした状態から体を伸ばす際に、左足と右手を上げる。このとき、左ひざと右ひじをなるべく近づける。元の位置に戻ったら、逆の手足も同様に行う。リズミカルにくり返すのが大事。

第4章

100歳まで歩ける筋肉づくり

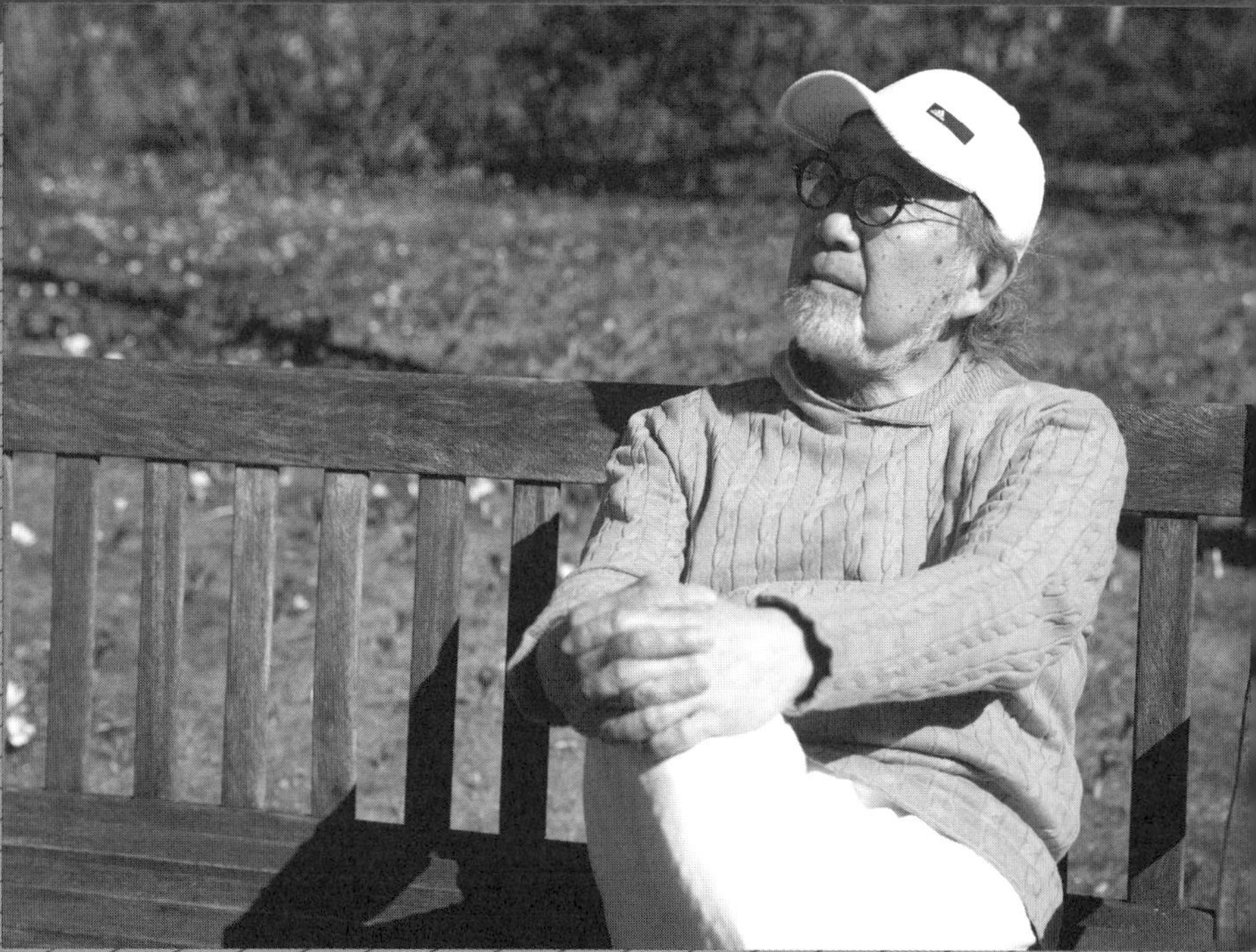

◎筋トレで筋肉量をキープ！

年齢とともに筋肉は減少する

筋肉は、年齢とともに少しずつ減少していきます。個人差はありますが、筋力のピークは20代で、30代以降は年に1％ずつ減っていきます。そして、50代以降になると、年に2％と加速度的に減少していき、70歳になったときには、ピーク時の約40％まで低下するとされています。

寝たきりの状態になると、1週間に1～2％も減少するともいわれており、介護が必要な状態になって、筋肉量減少の悪循環に陥ってしまうのです。

ただし、運動習慣を続けることで、筋肉量が減少するカーブをゆるやかにすることができます。80歳、90歳になっても自分の足で歩き続けるためには、筋トレをして体を鍛えることが大切なのです。

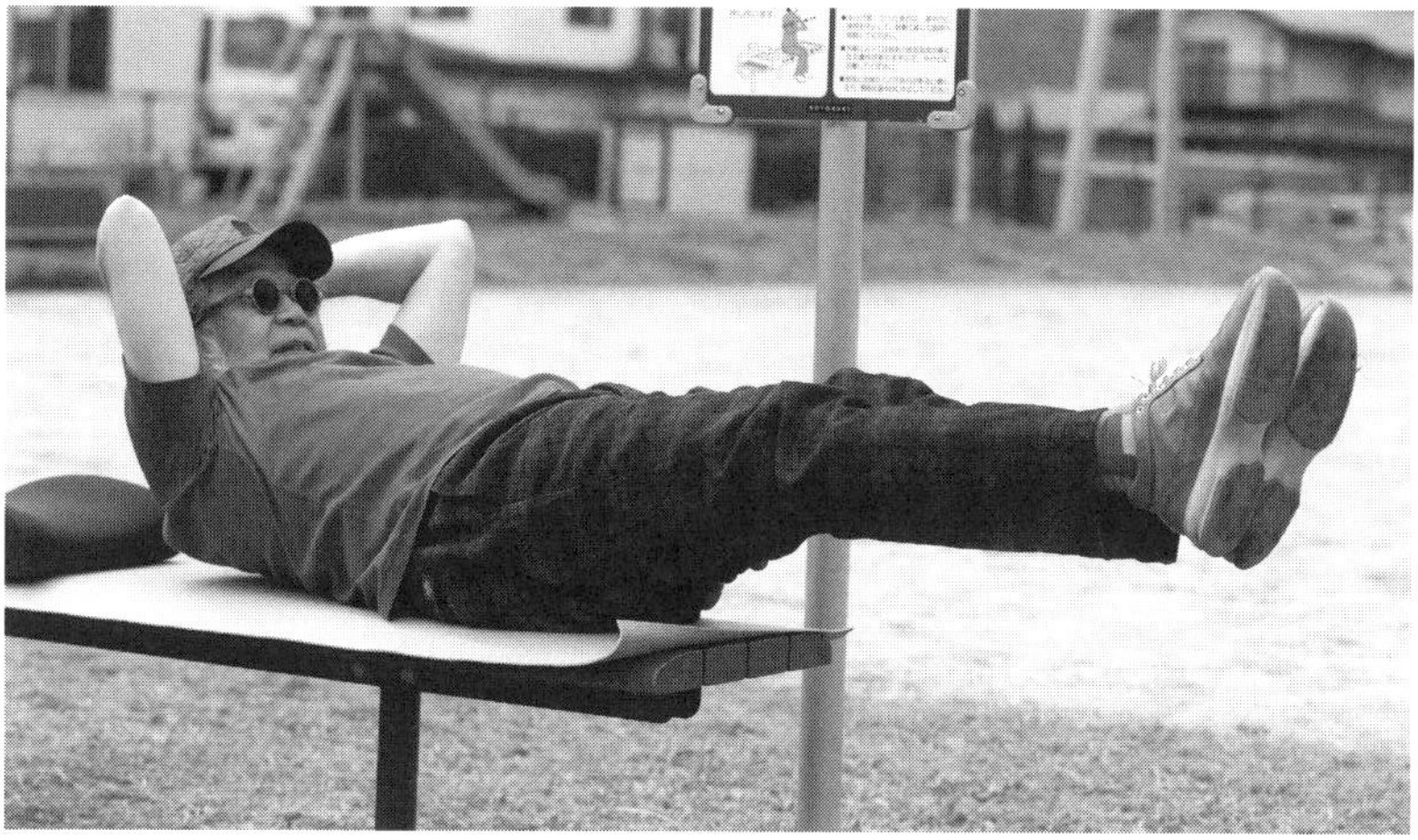

加齢に伴う筋肉量の変化

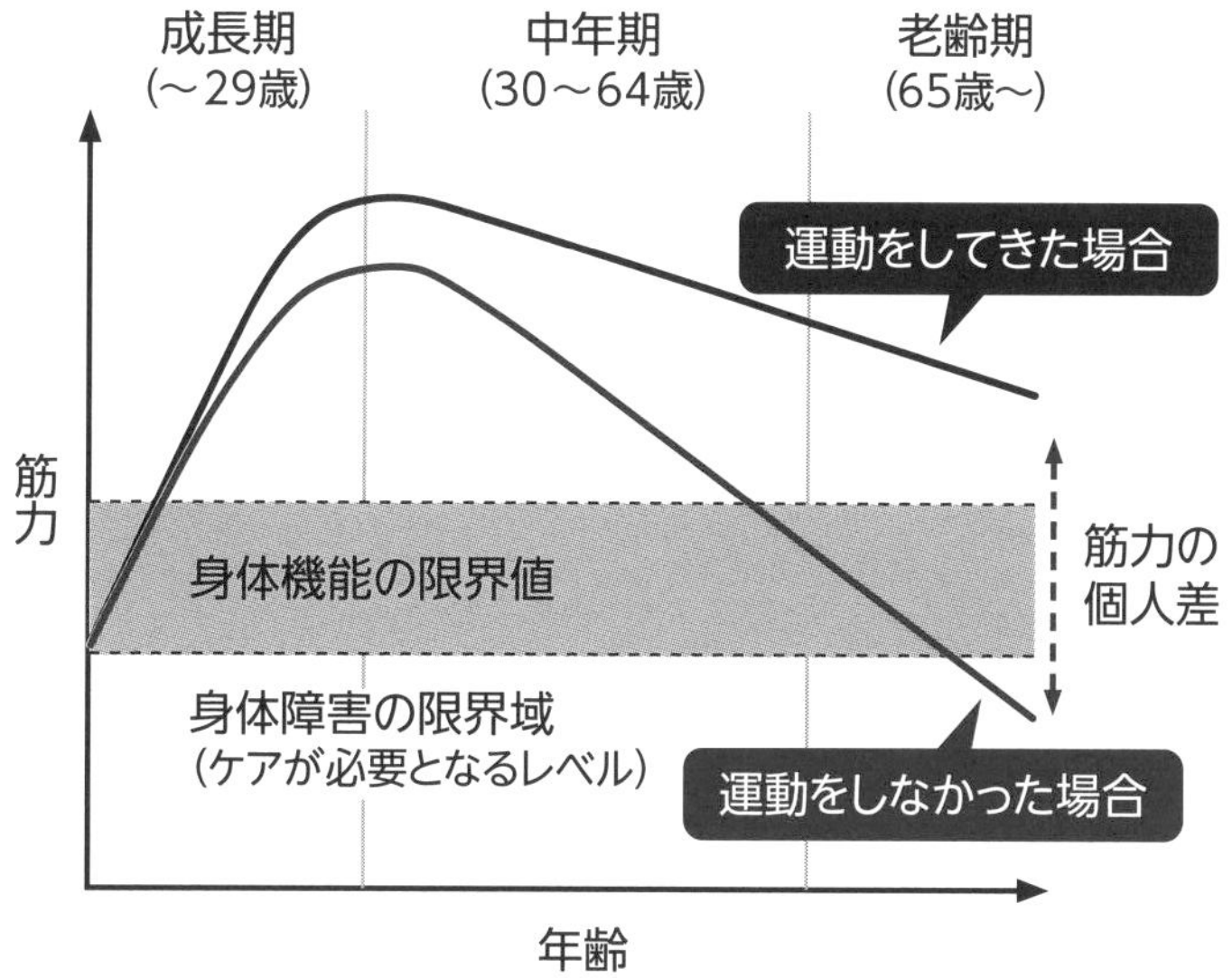

出典：Oxford University Press 2018,「Sarcopenia: revised European consensus on definition and diagnosis」よりグラフ作成

フレイルとサルコペニアに注意

◎介護になるリスクを高める

「サルコペニア（加齢性筋肉減少症）」という言葉を聞いたことがあるでしょうか。「サルコ」は筋肉のことで、「ペニア」は減少という意味。サルコペニアになると、筋肉量が減少してフレイル（虚弱）になり、介護が必要な状態になります。イスから片足で立ち上がれなくなったら、要注意。サルコペニアの可能性があります。

80歳以上の約6割が筋肉の減少に悩む

厚生労働省によると（２０２１年）、介護保険の利用者数は約６９０万人。多くは、フレイルにより、介護保険を利用されている人たちです。日本では、65歳以上の高齢者の６～12％がサルコペニアとされ、年齢が進むほどに割合が増加して、80歳以上になると約60％にも上るといわれています。現在、日本の医療費・介護費の増大

サルコペニアをチェックする「輪っかテスト」

指輪っかテスト

低 ← サルコペニアの可能性 → 高

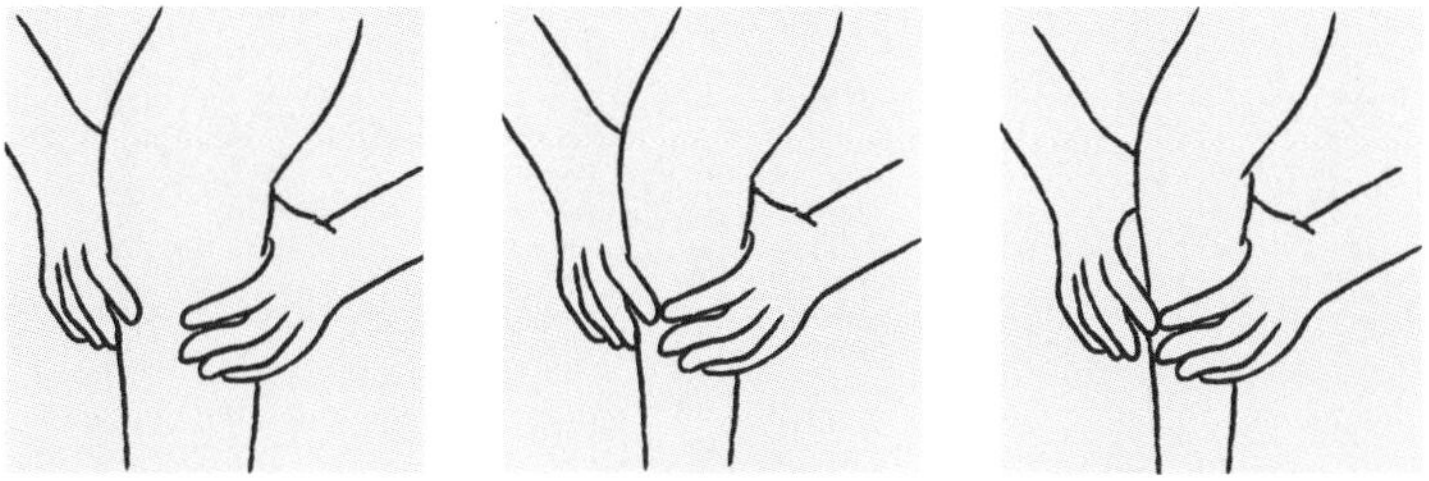

囲めない　　ちょうど囲める　　隙間ができる

両手の親指と人差し指で、利き足ではないほうのふくらはぎの一番太い部分を輪にして囲む。指とふくらはぎの間に隙間ができると、筋肉量が減少している「サルコペニア」の可能性がある。

出典：東京大学高齢社会総合研究機構・飯島勝矢「フレイル予防ハンドブック」より

3項目以上該当で「フレイル」

- □6ヵ月で、2kg以上の（意図しない）体重減少
- □握力が、男性は28kg未満、女性は18kg未満
- □（ここ2週間）わけもなく疲れたような感じがする
- □通常歩行速度1.0m/秒未満
- □以下の2つのいずれも「週に1回もしていない」と回答
  - ①軽い運動・体操をしていますか?
  - ②定期的な運動・スポーツをしていますか?

出典：日本版CHS基準より

が社会問題となっていますが、サルコペニアは、その一因となっています。

メタボ対策は食事を減らすだけではダメ！

最近は、「メタボ健診（特定健康診査）」が一般的になりました。健診後に血液検査の結果や腹囲などの数値を指摘され、ダイエットに励んだ人もいるでしょう。運動は面倒だからと、食事で体重減を目指した人もいるかもしれません。

僕は、講演会などでもくり返し話しているのですが、50代以降に食事だけで体重を減らそうとすると、70代以降になって、サルコペニアや骨粗《そ》しょう症、フレイルになって、介護保険を利用する可能性を高めてしまうのです。

ある程度の年齢になったら、食事を減らすのではなく、むしろ、たんぱく質をしっかりととり、筋トレをしてください。90歳の壁を越えても、好きなことをやり続けられる体を維持することが大切なのです。

この本では、10秒でできる筋トレ「伸張性筋収縮運動」を紹介しています（第1〜3章）。運動習慣が身につかず、いつも三日坊主になってしまう人でも、10秒なら続けられるでしょう。テレビを見ながらでも買い物に行く途中でも「ながら運動」をする習慣を身につけてください。

「鎌田塾」では、フレイルの人がゼロになった

僕は6年ほど前から佐賀県で「鎌田實のがんばらない健康長寿実践塾」(以下、鎌田塾)を開催し、約千人の塾生たちと健康な体づくりに取り組んでいます。そして、フレイルとロコモ(ロコモティブシンドローム。運動器症候群)を予防すべく、スクワットやかかと落としなど、本書で取り上げた筋トレに取り組んでいます。

塾生たちは40〜80代の中高年が中心で、この方々の筋力や運動機能、認知機能などは、西九州大学リハビリテーション学部の教授たちのご協力を得て、定期的に測定し、データ化しています。それによると、初回の測定の際にはフレイルの人が数名いたものの、5回目の測定では該当者が1人もいなくなっています。また、フレイルの前段階とされるプレフレイルの人も減少しています。

僕自身もスクワットとかかと落としでメタボを改善

僕自身、今から10年程前、体重が80kgに増え、体力の衰えを感じるようになったことがあります。そこで、自分が講演会などでもすすめてきた「スクワット」と「かかと落とし」を３年間実行したところ、体重は72kgに減り、ウエストも９㎝減で、メタボが改善しました。おまけに、血圧や血糖値、コレステロール値も正常になり、骨密度も１３０％まで増加したのです。このように、筋トレは筋力の回復だけではなく、健康によいさまざまな効果をもたらしてくれます。

全身の筋肉をバランスよく鍛えるのがポイント

筋トレの際には、全身の筋肉を鍛えることを意識してください。本書の第１～３章では、下半身、体幹、腕・手指と部位別に「伸張性筋収縮」運動を提案しています。伸張性筋収縮運動とは、力を入れた筋肉をゆっくりと伸ばしていく筋トレです。

それぞれの章から運動を選んで続けることで、フレイルを防ぎ、血圧や血糖値などの数値を改善して、いつまでも自分の足で歩ける筋力が維持できるでしょう。

◎夢の万能ホルモン・マイオカインを増やす

「伸張性筋収縮」の筋トレ

1日1回わずか3秒で筋力がアップする

4〜9ページでも述べたように、最近、筋トレとして一般にイメージされている短縮性筋収縮よりも、伸張性筋収縮に着目したほうが筋力アップに効果的という研究論文が、さまざまな研究機関から届くようになりました。

伸張性筋収縮とは、力を入れた筋肉を伸ばしていく運動のことを指します。西九州大学の中村雅俊先生の研究によると、1日1回、わずか3秒の運動を週5日間、4週間行ったところ、平均11・5%も筋力がアップしたと報告されています。

伸張性筋収縮の最大のメリットは、大腸がんを予防し、血圧・血糖値を下げ、脂肪が燃焼しやすい体をつくる夢の万能ホルモン・マイオカインを増やすことにあります。マイオカインには、記憶力・集中力を高める作用もあり、認知症予防にも効果を発揮することから、別名「若返りホルモン」とも呼ばれます。

本書では「伸張性筋収縮」を中心にした筋トレを提案していますが、中でもスクワットは、伸張性筋収縮の代表的な運動です。僕の内科外来では、高血圧の人や糖尿病の人にスクワットを教えています。

「たん活」と「筋活」の習慣を身につけよう

こうした筋肉とマイオカインの恩恵を十分に受けるには、たんぱく質をしっかりとる「たん活」と、筋肉を動かす「筋活」が大切です。たんぱく質が足りず、運動しないでいると筋肉はどんどんやせ細っていきます。

ちなみに、無理なダイエットをすると筋肉が減ってしまいます。筋肉が減るとマイオカインも減るので、脂肪細胞を燃焼しやすい性質に変化させるマイオカインの作用も得られにくくなります。無理なダイエットは、かえって太りやすい体をつくってしまうのです。

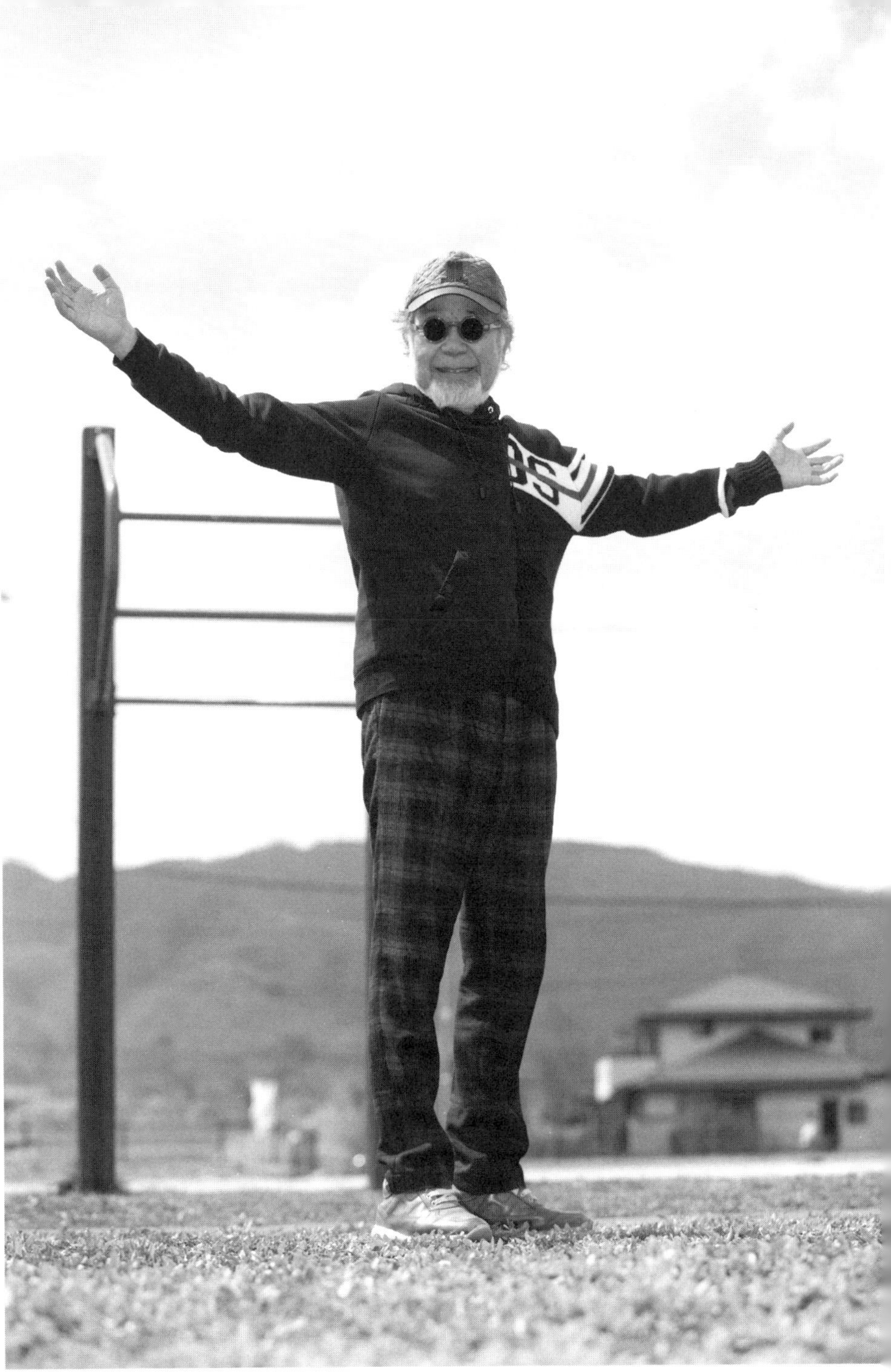

瞬発力の白筋と持続力の赤筋

◎筋肉は2種類に分類される

筋肉は、筋線維という細胞が集まってできています。骨格に沿ってついているのが骨格筋で、単に「筋肉」といった場合には骨格筋を指し、これが収縮することで力を発揮し、体を支えたり動かしたりしています。この筋線維は、色によって「白筋」と「赤筋」に分類されます。

短距離走や瞬発力の必要な運動に関係する「白筋（速筋）」

白筋は、ミオグロビンという赤い色素たんぱくが少ないため、白っぽく見え、収縮速度が速いので「速筋」とも呼ばれます。短距離走やウエイトリフティングのような瞬発力に関係するといわれています。陸上の短距離走で記録を保持するような選手たちは、この白筋を鍛えることで、コンマ数秒の世界を競っているのです。

無酸素運動も大事な運動

白筋は、糖質であるグリコーゲンを蓄えており、そのグリコーゲンを酸素なしで分解して、筋収縮のエネルギーにしています。酸素を必要としないので、無酸素運動の際に使われる筋肉です。

血糖値を下げたい人は白筋を鍛える

血糖値を下げたい場合には、糖からエネルギーをつくりだしている白筋を使う運動をするといいでしょう。できるだけゆっくりと筋肉に負荷をかける伸張性筋収縮を行うことがポイントです。上腕二頭筋や上腕三頭筋、太ももの前側の大腿四頭筋などは白筋が多いとされています。大腿四頭筋が一番大きな筋肉なので、スクワットやランジ、階段下りなどで負荷をかけると、血糖値が下がっていきます。

長距離走など持久力が必要な運動にかかわる「赤筋（遅筋）」

赤筋は、ミオグロビンが多いため、赤っぽく見えます。「遅筋」とも呼ばれ、ゆっくりと筋収縮が行われるため、「持久力の筋肉」といわれています。長距離走や自転車のロードレースなどは、この遅筋が主に使われます。

持久力や心肺機能を高めるためには有酸素運動がいい

赤筋にはミトコンドリアが豊富で、血流に乗って運ばれてきた酸素を使って、ミトコンドリアの内部で脂肪を燃やして筋収縮のエネルギーに変換しています。筋収縮に酸素を利用するので、有酸素運動の際に使われる筋肉です。脂肪をエネルギーの材料に使ってくれるので、やせたいときにはこの赤筋を強化するウォーキングやジョギングが有効です。

赤筋は、インナーマッスル（胴体の深いところにある筋肉）、体幹筋に多いとされています。ふくらはぎにあるヒラメ筋や、向こうずねにある前脛骨筋《ぜんけいこつきん》も赤筋です。

白筋と赤筋の割合は個人差がある

白筋と赤筋は、筋肉の中にモザイク状に分布しています。一般に、日本人の白筋と赤筋の割合は、「55対45」といわれています。実際には、遺伝的に白筋が優位な人と、赤筋が優位な人がいます。

僕は短距離走が得意な白筋タイプだった

僕自身は子どもの頃、短距離はものすごく速かった。でも、長距離は全然ダメ。学校でマラソン大会があると、最初からビリになる宣言をしていました。

つまり、僕自身は白筋タイプだったと思われます。65歳から筋トレを始めましたが、ボディメイクの筋肉も、速筋の反応がよかったと思います。今、僕は76歳になって、65kgのバーベルをかつぎながらワイド・スクワットをしていますが、これができるのも僕が子どもの頃から白筋タイプだったからだと思っています。調べたことはありませんが、僕の筋肉のタイプの割合は、「60対40」くらいで、速筋が多いのではないでしょうか。反対に、マラソンが得意な人は、赤筋が優位だと思います。

日常生活を快適に過ごすためには、白筋も赤筋もともに意識して高めていく必要がありますが、自分が白筋タイプなのか、赤筋タイプなのかを知っておくことは、筋トレの効果を測る際のポイントとなるでしょう。

◎日本人はたんぱく質が不足

筋肉の材料・たんぱく質をとる

筋肉量を増やすには、運動で体を鍛えることはもちろんですが、筋肉の材料となるたんぱく質を積極的にとることも忘れてはなりません。

たんぱく質は、脂肪のように体の中にため込むことはできません。毎日の食事で少しずつとる必要があります。

65歳以上は体重1kgあたり最低1・2gを目標にしてほしい

厚生労働省の「日本人の食事摂取基準」によると、65歳以上の人が1日に必要なたんぱく質の量を、男性は60g、女性は50gとしています。さらに、65歳以上の高齢者は、サルコペニアやフレイルを予防するために、少なくても体重1kgあたり1g以上のたんぱく質をとることが望ましいとしています。

たんぱく質が多く含まれる食べ物

肉・魚介

		たんぱく質量*
鶏むね肉	(100g)	23.3g
鶏ささみ肉	(100g)	23.9g
鶏もも肉	(100g)	19g
豚ばら肉	(100g)	14.4g
豚肩ロース	(100g)	19.7g
牛ばら肉	(100g)	12.5g
牛肩ロース(赤身)	(100g)	19.1g
ハム	(2枚40g)	6.6g
クロマグロ	(100g)	26.4g
紅ザケ	(100g)	22.5g
アジ	(100g)	19.7g
ブリ	(100g)	21.4g
カツオ	(100g)	25.8g
ツナ缶	(100g)	17.7g
サバ缶	(100g)	20.9g
カニカマ	(100g)	12.0g

大豆・乳製品

豆乳（成分無調整）	(コップ1杯200mL)	7.2g
牛乳	(コップ1杯200mL)	6.6g
木綿豆腐	(1/2丁100g)	6.6g
絹ごし豆腐	(1/2丁100g)	4.9g
高野豆腐（乾燥）	(１個16.5g)	8.5g
卵	(100g)	11.3g
プレーンヨーグルト	(100g)	3.3g
プロセスチーズ	(100g)	21.6g

出典：「日本食品標準成分表2020年版(八訂)」ほか
＊可食部に含まれるたんぱく質量

これは、今ある筋肉を維持するための最低限の目標なので、僕は、筋肉を増やすなら、体重1g当たり1・2gのたんぱく質の摂取を目安にすべきと考えます。

70kgの僕の場合、1日84g弱のたんぱく質が必要

僕の体重は70kgなので、70×1・2gで84g。これを1日3食でとるとなると、1食30g弱が目安となります（本当は72～73kgなのですが、ここでは計算を簡単にするために70kgにしました）。

豚肉や牛肉、鶏肉などの肉類には、種類にもよりますが100gにおおよそ約20g前後のたんぱく質が含まれています。サバ、サケ、マグロなどの魚類も、100gに約20g。卵のほか、豆腐や納豆、豆乳などの豆製品、牛乳、チーズ、ヨーグルトなどの乳製品も、たんぱく質を多く含みます。

毎食、肉料理か魚料理を食べると60gとれる計算になる

僕は、1日3食で、必ず肉料理か魚料理を食べるようにしています。これで60g

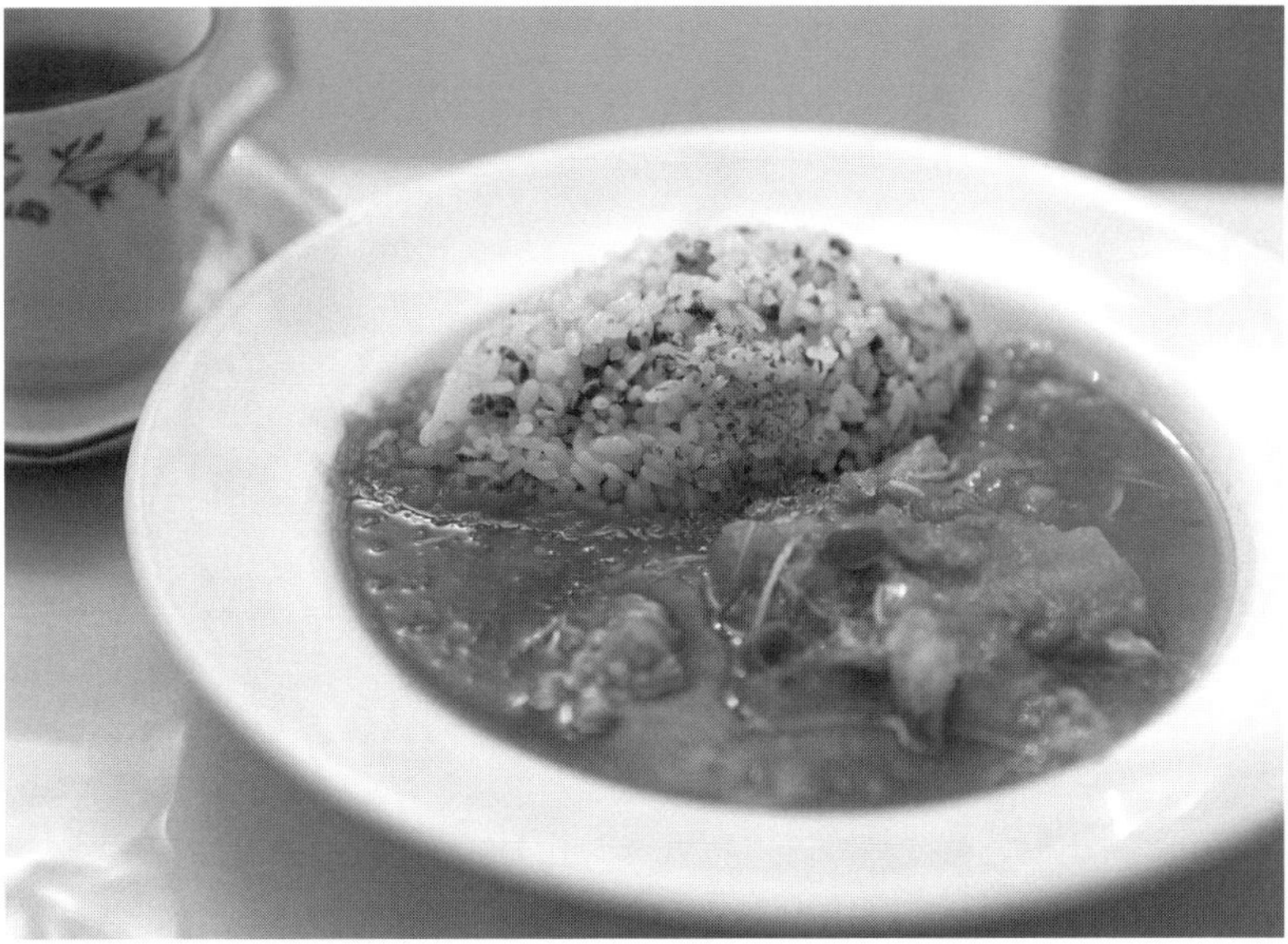

「蓼科高原 バラクラ イングリッシュガーデン」のカフェレストラン名物シチューライス。高タンパク低カロリーのスーパー健康食で、訪れるたびに食しています。

のたんぱく質がとれる計算になります。さらに、朝は納豆や目玉焼き、ヨーグルトを食事につけたり、夕食には冷や奴や豆腐のみそ汁を食べたりして、1日84gを目標に、たんぱく質を意識してとるようにしています。

「少食で、そんなに食べられない」という人は、栄養補助食品のプロテインを利用してもいいでしょう。牛乳や水に溶かして飲む粉末のプロテインであれば、1杯で約20gのたんぱく質をとることができます。

最近では、コンビニでプロテイン飲料やプロテインバーなどのたんぱく質製品が手軽に買えるようになりました。上手に利用してたんぱく質を補ってください。

ダイエットよりも栄養不足に注意する

60代からは食の常識が変わる

50代までは「まごわやさしい」食品でも十分

「まごわやさしい」という言葉を聞いたことがあるでしょうか。健康的でバランスのよい食品の頭文字をとったものです。

「ま」…大豆・納豆・豆腐・あずき・黒豆などの豆類、「ご」…ごま・アーモンド・ピーナッツなどのナッツ類、「わ」…わかめ・ひじき・のり・こんぶなどの海藻類、「や」…野菜類、「さ」…青魚などの魚類、「し」…しいたけなどのキノコ類、「い」…いも類のことです。

確かに、健康によい食品名が並びます。50代まではこうした食品で、高血圧や血糖値、コレステロール値を抑え、生活習慣病の予防を心がけることが大切です。

鎌田式・60歳からの食事術

あ……………… 油
さ……………… 魚
は……………… 発酵食品
き……………… キノコ
た……………… 卵
に……………… 肉
ぎ……………… 牛乳
や……………… 野菜
か……………… 海藻
だ……………… 大豆

よく知られている「まごわやさしい」は、高齢者には栄養不足になる可能性が高い。上記の食品を積極的にとって、健康的な体を維持したい。

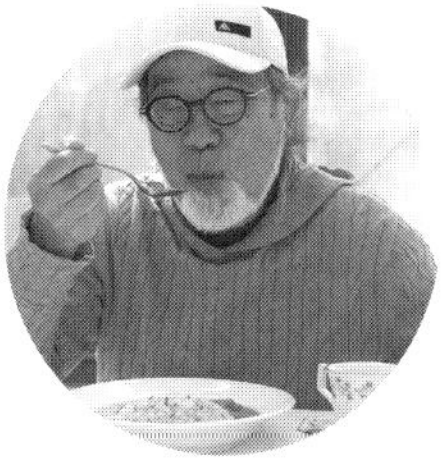

60代がとるべき食品は「朝は来た、にぎやかだ」で覚える

ただし、高齢者には、「まごわやさしい」だけでは栄養不足に陥り、フレイル（虚弱）に陥る危険性があります。そこで、僕は、60代になったら、積極的にとりたい食品として、油（あ）、魚（さ）、発酵食品（は）、キノコ（き）、卵（た）、肉（に）、牛乳（ぎ）、野菜（や）、海藻（か）、大豆（だ）をすすめています。頭文字をとると、「朝は来た、にぎやかだ」という言葉になります。

オイルサーディンとカニカマを常備

僕は、瓶詰のオイルサーディンを常備して、よく食べています。瓶詰めのほうが、缶詰よりも保存が利き、食べたい量を食べることができます。これに「食べるラー油」をかけて、食べています。さらに、僕の家の冷蔵庫には、カニカマも入っています。魚のすり身でできているので高たんぱくです。カニカマの赤い色を合成着色料だと勘違いしている人がいますが、トマトから抽出した色素などを使っており、安全です。これを朝食のサラダに添えたり、夕食の煮物に入れたりしています。

いくつになっても元気でいるためにも、こうした健康にいい食品を、食事で意識してとるようにしてください。

年齢や時代に応じて柔軟に「健康法を進化」させる

ところで、50代からの食の常識が変化するように、医学の常識も進歩しています。従来の整形外科では、「痛いときには、安静に」と、腰痛やひざ痛があるときは運動を禁じていましたが、現在では、痛みが悪化しないかぎりは、軽い運動を続けたほうが、腰痛やひざ痛を軽減させることがわかってきました。

このように、自分の年齢や時代の変化に応じて、食事内容や健康法も、柔軟に進化させていってください。

◎発想を変えて前向きに考える

健康は人生を面白くする道具

体を鍛えることが心のコントロールにつながる

僕の好きな本にフランスの哲学者・アランの『幸福論』があります。数年前にもＮＨＫのテレビ番組「１００分de名著」にゲスト出演して、３回目の読み直しをしました。

アランは、心と体はつながっているといいます。そして、体を鍛えることが、心のコントロールにつながるというのです。

「運動で鍛えられていない肉体は、たちまちはやり立って、絵であれ、剣術であれ、乗馬であれ、会話であれ、うまく狙いがつけられず、当然見当外れになってしまう」とアランはいいます。おそらく、絵を描くにしても、勉強をするにしても、運動を

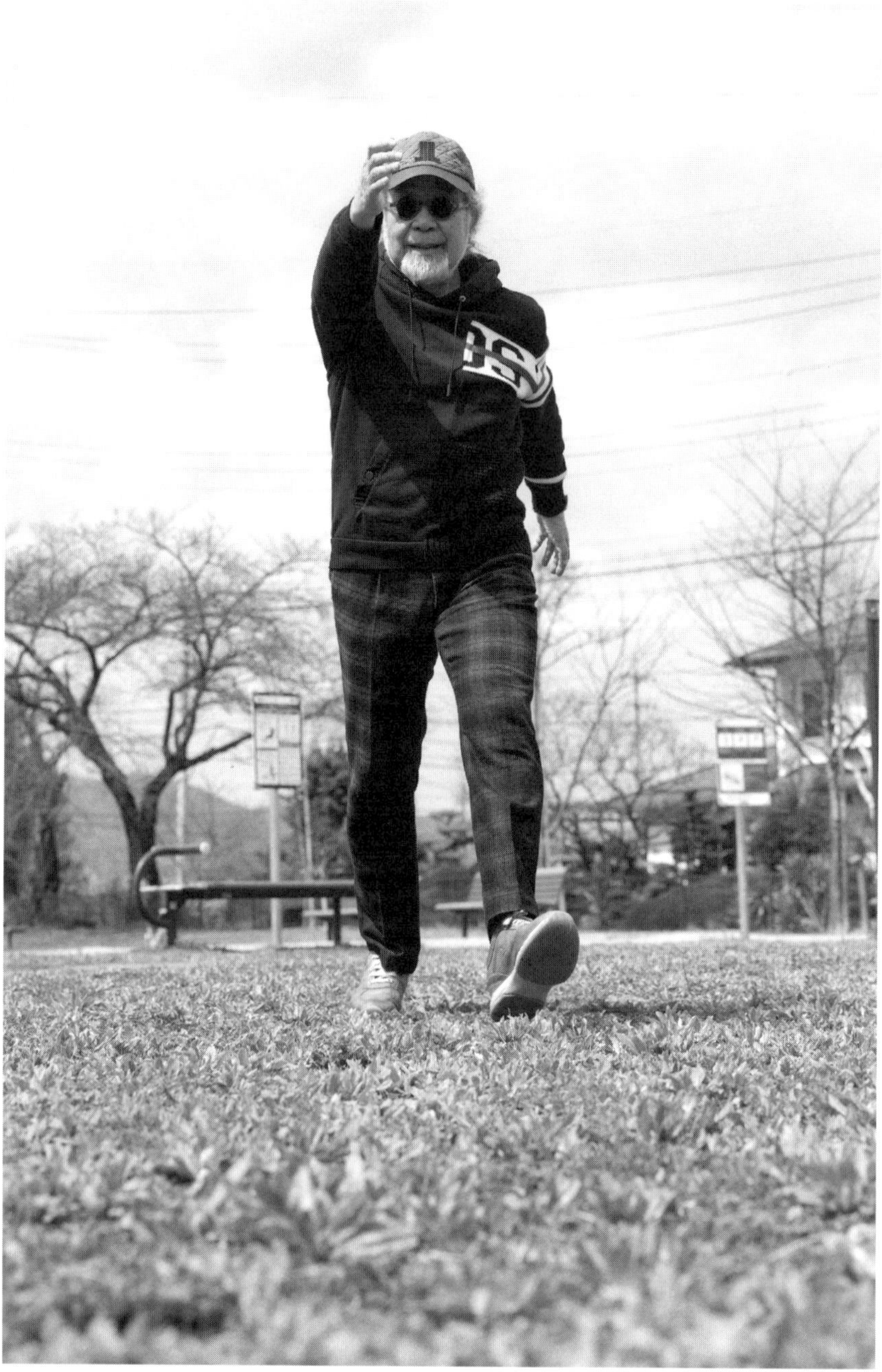

していたほうが、いい成果が出るということをいいたかったのではないかと思います。実際に、勉強の前にスクワットをやると勉強の成果が大きく跳ね上がるという研究結果も出ています。

アランはまた、「幸福だから笑うのではない。むしろ笑うから幸福なのだ」と、幸福は、自分自身で幸福になろうとする意志が重要と述べています。

体を動かすことを義務ととらえ、苦行のように考える人へ

「運動をしなくちゃ」と、義務のように考えている人がいます。なぜ、そう感じるか、理由をうかがってみると、「歩く速度が遅くなって、周りが自分の歩く速さに合わせてくれるのが申し訳ないから」「つらくないか、休憩したほうがいいか、と何度も聞かれるのは気を使う」といいます。だから、体を鍛えておくのだというのです。

このように、体を動かすことを苦行のように考えるのは、本人にとってもつらいことでしょう。それよりも「みんなと同じ速度でスタスタと歩きたいから」「休憩せず、みんなと一緒に周りの景色を楽しみたいから」と、同じ行動でも、前向きに捉えてみてはいかがでしょうか。

「健康になること」そのものを目標にしてはいけない

僕は常々、「面白いことをした人の勝ち、おいしいものを食べた人の勝ち」といっています。健康は、自分の人生を面白くするための道具です。健康そのものが目的ではないのです。

厚生労働省の調査によると、80代前半になると、男性の５人に１人、女性の４人に１人が認知症と報告されています。80代後半では、男性は３人に１人、女性は２人に１人と大きく増加します。運動をして、夢の若返りホルモンであるマイオカインを出し続ければ、認知症リスクを減らせるのです。

犬を飼うことで死亡リスクや心臓病リスクが低減

例えば、犬を飼ってみたいという希望があったとします。犬を飼うと、朝晩の散歩が必須になり、30分程度の散歩ができる脚力が必要になります。

犬を飼うと、よいことがたくさんあります。日の光を浴びれば、幸福ホルモンであるセロトニンが分泌されて、ストレス解消につながります。犬の散歩仲間と言葉を交わすことで、社会的な触れ合いが増加し、認知症を防ぐことにもなります。

実際に「犬を飼っていると死亡リスクや心臓病リスクが減る」という調査報告があります。スウェーデンのウプサラ大学の研究チームが、40～80歳の約３４０万人を12年間追跡した国の健康データと、犬を飼っている人の登録情報を比較し、死亡と心血管疾患死への影響を分析しました。

すると、犬を飼っている人は、飼っていない人より死亡リスクが11％低かったのです。特に、一人暮らしの人は死亡リスクが33％低下していました。また、一人暮らしの飼い主の心血管疾患死リスクは、犬を飼っていない人に比べて36％も低下していたことが明らかになったのです。

ただし、最近の犬の寿命は、14・2歳で、徐々に延びる傾向にあり、高齢者になってから仔犬を飼う場合には、自分に万一のことがあったときの預け先を考えておいたほうがいいでしょう。

このほか、ピアノなどの楽器演奏も、認知症予防によいとされています。釣りや神社巡り、食べ歩き、ゴルフなどもいいでしょう。囲碁・将棋、パソコンといった座って行う趣味でさえも、脳や指先を使い、また、対戦相手の家や教室まで出かけていく脚力が必要なのです。

筋肉を鍛えた結果、好きなことが楽しめる

僕は、ピンピン生きてヒラリと逝く、ＰＰＨ（ピンピンピンヒラリ）をいい続けています。80歳、90歳になっても自分の足で歩いて、レストランで好きなものを食べ、旅行をして、人生を最後まで楽しむためには、筋肉が重要だと考えています。

つまり、ずっと筋トレをやり続けることを目的にするのではなく、筋肉を鍛えた結果、好きなことが楽しめるのが重要なのです。

この本ではスキマ時間でできる筋トレを紹介しています。長々と筋トレをやり続ける必要はありません。トイレに立ったついでに、歯を磨きながら、レンジがチンとなるまでの時間などを使ってできるものばかり。無理せずできるようになったら、回数を増やすなどして、筋力をさらにアップさせてください。

いつしかスキマ時間に筋トレするのがクセになる頃には、人生を楽しむための筋力がしっかりついていることと思います。

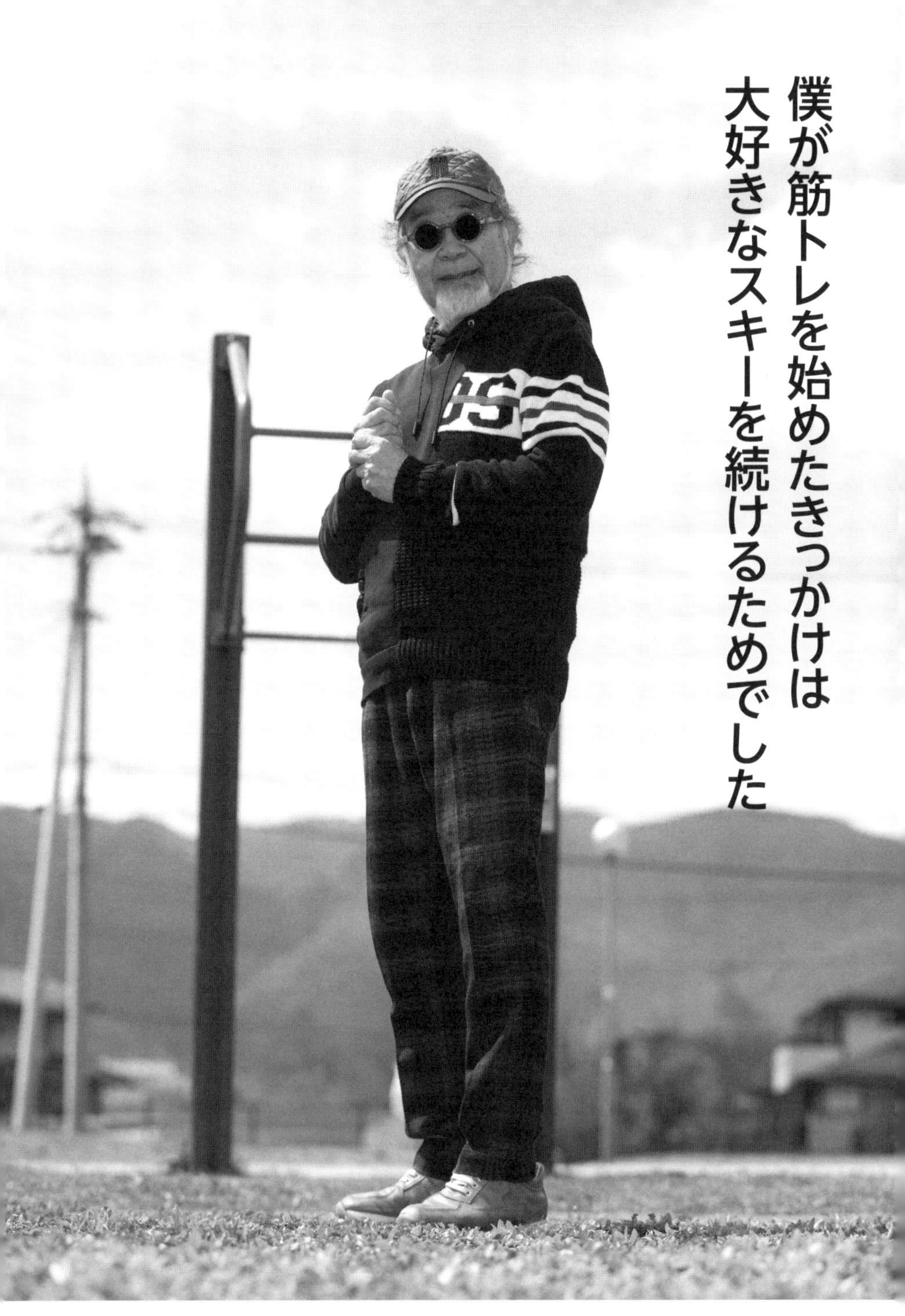

僕が筋トレを始めたきっかけは
大好きなスキーを続けるためでした

おわりに

僕は数年前、スキーで転倒して、左ひざの半月板を損傷してしまったことがあります。一時は、ひざ関節に定期的にヒアルロン酸を注射しなければならないほど痛みが強く、歩くことさえままならなくなりました。

そこで、ストレッチを行って筋肉をほぐし、下半身を中心に筋トレを行ったところ、筋力もついてきました。自分でも筋力アップしているのがわかるようになり、楽しくなって、ますます体を動かすようになるという、プラスのスパイラルが生まれたのです。今では、スキーも完全に復活して、76歳を過ぎた今でも、ワンシーズンに約50日は雪山を滑る生活を続けています。

読者の中にも、ひざが痛かったり股関節がきしんだりする人がいるでしょう。そうした人は、整形外科の医師に相談しながら、少しずつ体を動かすようにしてください。続けるほどに筋力がついて、痛みが軽減していることに気がつくでしょう。

ただし、無理は禁物。あくまでもできる範囲で行うこと。また、自分のペースで行うことも大切です。

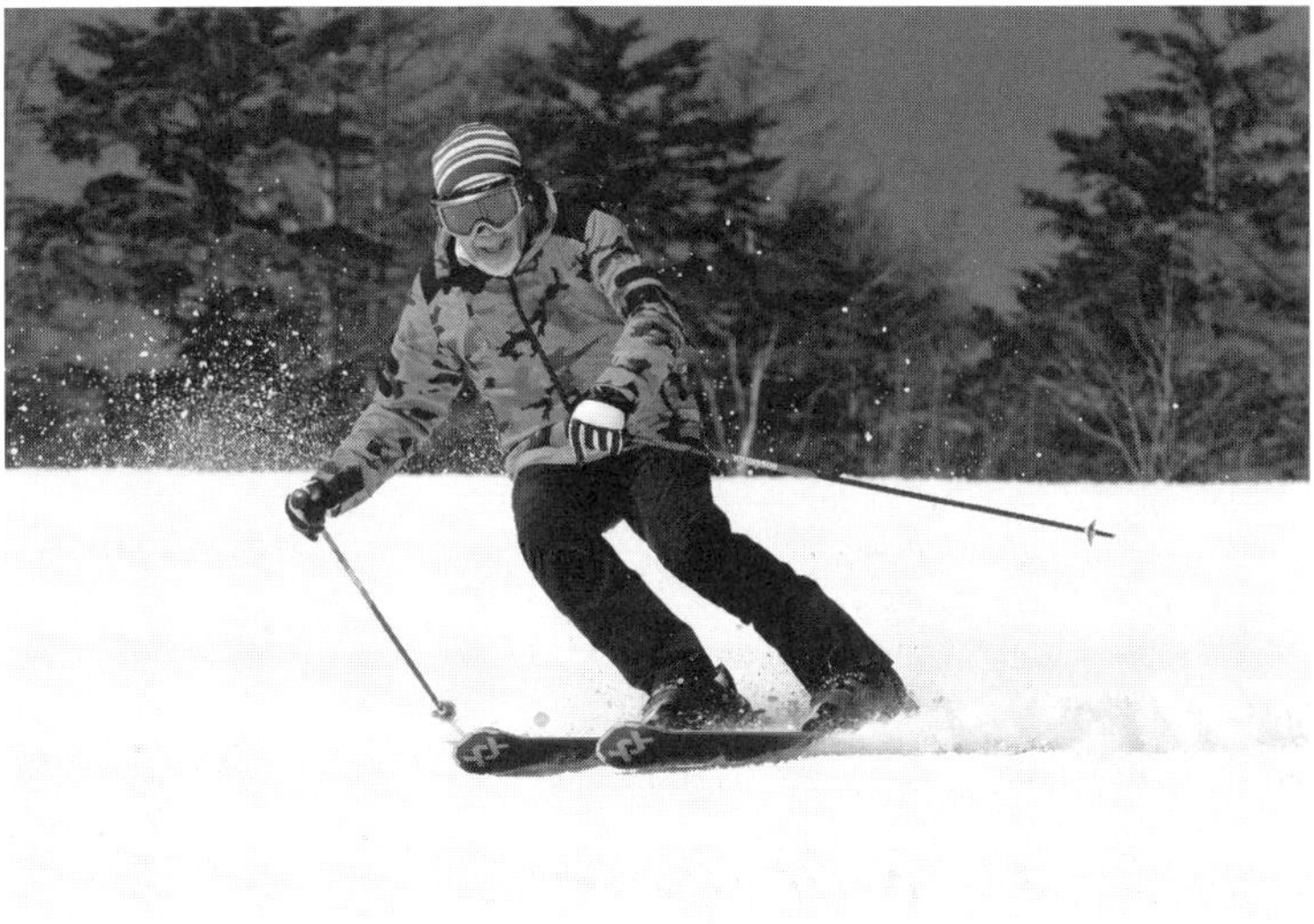

本書を制作するにあたり、写真は長野県茅野市の岡村康氏（岡村康写真事務所）に撮影していただきました。屋外撮影では「蓼科高原 バラクライングリッシュガーデン」にご協力いただいております。また、パーソナルジム「ＧＯＬＤＥＮ ＥＲＡ」の代表でトレーナーの長谷川観氏には、筋トレメニューの考案・撮影にあたり、たくさんのアドバイスをいただきました。出版社のスタッフも含め、みなさんのおかげで、「伸張性筋収縮運動」という、今までにない筋活の本ができました。

いつまでも自分の足で歩いて、いろんなところに出かけて楽しむために、読者のみなさんも、まずは筋トレをするスキマ時間を見つけ、それを習慣にすることから始めてみてください。

鎌田 實

みるみる筋力《きんりょく》アップ
高血圧《こうけつあつ》・高血糖《こうけっとう》・認知症《にんちしょう》を予防《よぼう》！
鎌田式《かまたしき》 たった10秒《びょう》スロー筋活《きんかつ》

2024年7月18日　初版発行

著　者　鎌田《かまた》　實《みのる》

発行者　山下　直久

発　行　株式会社KADOKAWA
〒102-8177　東京都千代田区富士見2-13-3
電話0570-002-301（ナビダイヤル）

印刷所　TOPPANクロレ株式会社

製本所　TOPPANクロレ株式会社

●お問い合わせ
https://www.kadokawa.co.jp/（「お問い合わせ」へお進みください）
※内容によっては、お答えできない場合があります。
※サポートは日本国内のみとさせていただきます。
※Japanese text only

定価はカバーに表示してあります。

ISBN 978-4-04-607005-0　C0077